AF462285

CLIMATOLOGIE DE LA VILLE DE FÉCAMP

OU

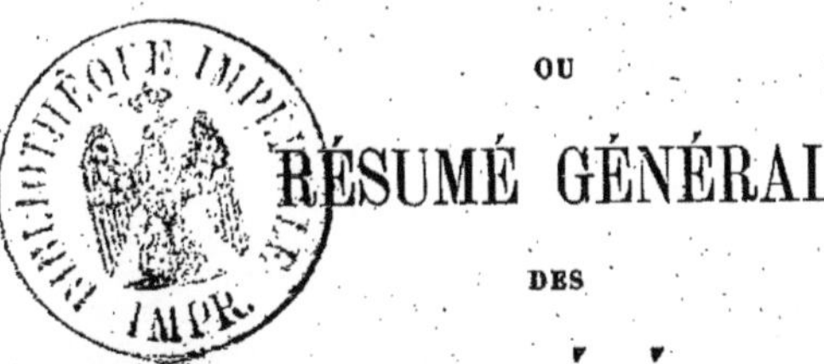

RÉSUMÉ GÉNÉRAL

DES

OBSERVATIONS MÉTÉOROLOGIQUES

Faites en cette Ville pendant les années 1853 à 1862

PAR EUGÈNE MARCHAND, PHARMACIEN,

Membre du Conseil d'Hygiène publique et de Salubrité de l'Arrondissement du Havre ; de l'Institut des Provinces ; des Académies ou Sociétés des Sciences de Caen, de Lille, de Lyon et de Rouen ; des Sociétés centrales d'Agriculture de France, de Belgique, du Département de la Seine-Inférieure ; de la Société libre d'Émulation du Commerce et de l'Industrie de ce département ; de la Société Havraise d'Études Diverses ;des Sociétés de Pharmacie de Paris, de l'Allemagne du Nord, d'Anvers, de Lisbonne, etc., etc.

(Mémoire publié par la Société Havraise d'Études Diverses).

FÉCAMP

BANSE, LIBRAIRE, RUE DU MARCHÉ, 9.

—

HAVRE

IMPRIMERIE LEPELLETIER, PLACE LOUIS-PHILIPPE, 12.

1863

Climatologie de la Ville de Fécamp

OU

RÉSUMÉ

DES

OBSERVATIONS MÉTÉOROLOGIQUES

Faites en cette ville pendant les années 1853 à 1862

La ville de Fécamp, baignée par la mer de la Manche, est située entre 1° 57' 12" de longitude ouest et 49° 45' 24" de latitude nord ; elle est assise dans une vallée longue et étroite dirigée de l'E. S. E à l'O. N. O., et ayant environ 900 mètres d'ouverture à son embouchure. A trois kilomètres de ce point, cette vallée se trouve en communication par sa rive gauche, avec une autre plus étroite qui la rejoint en suivant, dans sa partie la plus rapprochée, la direction du S. S. O au N. N. E.

Les collines qui encadrent la ville se terminent brusquement aux bords de la mer, par des falaises coupées perpendiculairement au sol ; elles ont une élévation moyenne de plus de cent mètres au dessus du niveau des marées ; toutefois celles qui sont situées au nord sont très sensiblement plus élevées que celles qui bornent la vallée dans la situation opposée.

L'orientation des falaises offre une particularité qui doit être mentionnée ici, car par leur situation même, elles exercent une influence aussi considérable sur la constitution météorologique de la ville, que sur la sécurité offerte par son port, aux navigateurs qui le fréquentent: Depuis le village d'Yport, situé à 4 kilomètres au S. O. jusqu'à St-Pierre-en-Port, distant de 9 kilomètres au N. E., elles courraient d'une manière uniforme dans cette dernière direction, si après leur interruption par la vallée, elles ne s'avançaient vers la mer, pour former, au nord du port, un petit cap, — le cap Fagnet, qui présente au *minimum,* une saillie de 500 mètres sur leur tracé général. Sur ce cap, la falaise, en partant des bords de la vallée, se dirige dans un parcours de 500 mètres environ vers le N. N. E. pour s'infléchir ensuite vers l'Est sur un trajet d'un kilomètre, et se relever définitivement dans la direction du N. E. qu'elle suit sans interruption nouvelle jusqu'à St-Pierre-en-Port, et au delà. (V. fig. 1re)

Ainsi que cela a déjà été dit dans une note publiée en 1860 par la *Société Havraise d'Etudes diverses*, le lieu où les observations qui font l'objet de ce mémoire ont été faites, est situé au centre de la ville, dans le jardin d'une maison placée au n° 16 de la rue du Vieux-Marché, entre les rues à la Grise et Frémilly, à 23 mètres au-dessus du zéro hydrographique du port. [1]

---

[1] Le niveau moyen pris entre celui des hautes et basses mers de vives et de mortes eaux ordinaires et de vives eaux d'équinoxe, est situé à 4 mètres 39 au-dessus de ce point.

L'amplitude des oscillations observées au port de Fécamp, entre les niveaux atteints par les eaux dans les hautes et basses mers de vives eaux d'équinoxe, est de 8 mètres 67, ce qui donne une hauteur maximum de 10 mètres 67 d'eau dans les jetées. (*Notice sur les travaux exécutés pour l'approfondissement du chenal du port de Fécamp en 1859 et 1860*, par M. Carlier, ingénieur des ponts-et-chaussées)

Le Pluviomètre est placé au centre de ce jardin, à dix mètres environ de l'habitation la plus rapprochée, et son orifice supérieur est à 19 mètres 68 au-dessus du niveau moyen de la mer. (24^m 07 au-dessus du zéro hydrographique)

Les Thermomètres sont fixés à 1 mètre 25 au-dessus du niveau du sol et à 10 centimètres d'écartement contre le mur extérieur d'une remise ouverte, dirigée du N.O. au S.E. et formant, à 0^m 75 de ces instruments, un angle de 90 degrés avec un autre mur dont la direction se prolonge vers le N. E. et dont la hauteur est de 3 mètres 60.

Ces Thermomètres ne peuvent jamais être exposés à l'action calorifique directe des rayons du soleil. Deux d'entre eux ont été construits par M. Fastré : ils sont à échelle arbitraire et portent les numéros 718 et 728 de ce constructeur. L'un d'eux sert à déterminer les *maxima*. Le Thermomètre à *minima* a été construit par M. Baudin.

Ces instruments sont d'une exactitude parfaite : il ont été choisis et verifiés par M. Renout, membre et ancien président de la Société météorologique de France. La situation exacte de leur *zéro* est vérifiée plusieurs fois chaque année.

Les observations pluviométriques et barométriques sont faites une fois chaque jour, à midi, ainsi que celles sur l'intensité et la direction des vents. L'état du Ciel est noté quatre fois chaque jour, aux mêmes heures que le résultat des observations thermométriques : le matin, à midi, à six heures et à dix heures du soir. Les températures *minima* sont inscrites tous les jours à midi, et les *maxima* à 6 heures du soir.

La moyenne des températures est établie par deux méthodes différentes :

1° En faisant le total de toutes les observations autres que celles des *minima* et des *maxima*, et en divisant ce total par le nombre des observations elles mêmes;

2° A l'aide de la méthode indiquée par Kaemtz à la page 21 de son *cours complet de météorologie*, c'est-à-dire en multipliant l'excès du *maximum* moyen de chaque mois sur le *minimum* moyen aussi, par un coëfficient variable de mois en mois, mais constant pour chaque mois, et en ajoutant le produit au *minimum* moyen.

Voici les coëfficients adoptés par Kaemtz :

Janvier	0 507
Février	0 476
Mars	0 475
Avril	0 466
Mai	0 459
Juin	0 453
Juillet	0 462
Août	0 451
Septembre	0 433
Octobre	0 447
Novembre	0 496
Décembre	0 521

Les moyennes déduites des observations faites au Thermométrographe, qui sont consignées dans les tableaux suivants, ont été obtenues à l'aide de ces coëfficients.

Nous aurions pu agir plus simplement, — prendre la moyenne même des *minima* et des *maxima* observés, comme cela a été conseillé par des météorologistes du plus grand mérite, mais outre que cela pourra toujours être fait à l'aide des documents que nous publions, par ceux qui y trouveront de l'intérêt, nous trouvions nous-même, en agissant comme nous l'avons fait, l'avantage de faire voir que les coëfficients admis par le savant physicien de Halle sont exacts pour Fécamp, et que les moyennes déduites avec leur secours des températures extrêmes indiquées par le thermométrographe, sont toujours en accord sensible avec celles que l'on obtient par la première méthode. Pour l'année entière l'écart n'excède pas 0°2.

Nous exposons ci-après, dans une série de dix tableaux, tous les résultats moyens comparés de nos observations pendant la période écoulée depuis le 1er Janvier 1853 jusqu'au 31 Décembre 1862. Tous les chiffres de température sont indiqués en degrés du thermomètre centigrade ; ceux qui sont précédés du signe — indiquent les résultats obtenus au-dessous du zéro thermométrique (glace fondante) ; ceux qui ne sont précédés d'aucun signe font connaître les résultats obtenus au-dessus de ce point. Les indications fournies par le Baromètre et le Pluviomètre, sont notées en millimètres.

Dans le onzième tableau, nous résumerons tous les renseignements que nous avons pu recueillir et coordonner, puis nous essayerons ensuite de poser des conclusions générales propres à nous éclairer sur la marche des différents phénomènes météorologiques dans la ville de Fécamp.

Année 1853

MOIS	THERMOMÈTRE — Moyennes mensuelles — Matin 6 h.	7 h.	8 h.	Midi	Soir 6 h.	10 h.	Minim.	Maxim.	Moyenn. déduites des 4 observ. quotidien.	obs. rv. fait. au thermometrogr.	Minim. mensuels Observ.	Dates	Maxim. mensuels Observ.	Dates	BAROMÈTRE — Minim. mensuels Observ.	Dates	Maxim. mensuels Observ.	Dates	Moyen. mensuel.	PLUVIOMÈTRE Eau tombée
Janvier	......	......	5°6	8°	6°4	5°7	......	......	6°34	....	—3°0	26	11°8	20	747m8	17	768m	1	758m6	109m8
Février	......	......	—0 3	3	1 6	0 8	......	......	1 27	....	—8 1	19	6 9	23	38 9	9	68 2	1	55 7	53 9
Mars	......	1 7	......	6 2	4 7	3 6	......	......	4 05	....	—3 9	18	12 1	31	53 1	2	69	10	62 8	55 3
Avril	7°4	......	......	10 1	8 6	7 6	......	......	8 44	....	5	9	14 1	6	49 9	22	69 2	11	61 7	86 1
Mai	10 7	......	......	12 7	12 1	10 2	......	......	11 73	....	4 5	8	20 9	24	54 8	25	65 8	21	61 6	74 6
Juin	13 4	......	......	16 7	15 1	12 8	......	......	14 52	....	9 9	3	24 8	28	55 9	20	67 3	8	62 3	79 9
Juillet	15 6	......	......	19 1	17 2	15	......	......	16 71	....	13 3	17	25 3	7	50	14	71 4	3	64 3	64 6
Août	14 9	......	......	18 3	16 3	14 3	......	......	15 94	....	10 6	30	25 8	20	51 8	26	69 7	10	63 4	80 2
Septembre	12 7	......	......	16 4	14 6	13	......	......	14 15	....	6 9	14	21 4	1	49 9	25	70 1	5	63 7	46 3
Octobre	......	9 9	......	13 8	11 9	10 5	......	......	11 52	....	3 5	3	19 1	27	41 7	19	67 1	23	57 9	93 4
Novembre	......	3 5	......	7 5	5 6	4 3	......	......	5 24	....	—2 6	23	14 8	3	57 1	15	76 2	9	66	30 1
Décembre	......	......	—0 5	2 1	7	— 8	......	......	0 51	....	—10 4	26	9	6	43 4	14	71 3	9	61 6	28 7
Année	7° 9			11 16	9 57	8 08	......	......	9 20	8°99	—10 4	26 déc	25 8	20 août	738 9	9 fév.	771 4	3 Juill.	761 6	802 9

MOIS	VENTS A MIDI — N	N N E	N E	E N E	E	E S E	S E	S S E	S	S S O	S O	O S O	O	O N O	N O	N N O	JOURS — Beaux	Nuageux	Couverts	JOURS DE — Gelée	Neige	Pluie	Grêle	Tonn.
Janvier	....	....	....	2	4	....	2	1	3	4	3	2	5	....	2	3	....	14	17	1	....	14	4	....
Février	2	....	1	2	7	2	2	1	1	2	....	1	1	....	3	3	3	12	13	11	6	3	2	....
Mars	....	....	....	4	8	2	3	1	....	2	4	1	5	....	1	....	6	12	13	8	6	5	1	....
Avril	....	....	....	....	2	1	....	....	....	3	3	1	9	4	7	....	....	12	18	....	....	14	1	....
Mai	2	....	2	2	12	....	3	....	1	....	....	1	4	1	2	1	6	14	11	....	....	8	1	1
Juin	6	....	3	....	1	....	....	....	....	....	3	....	13	....	4	....	3	15	12	....	....	7	1	1
Juillet	....	....	....	....	....	....	1	1	2	3	2	3	16	2	1	....	4	17	10	....	....	13	....	3
Août	2	....	1	3	8	....	....	3	2	2	....	....	6	1	3	....	6	12	13	....	....	10	....	1
Septembre	1	1	4	1	6	....	....	1	1	....	2	1	5	2	5	....	3	18	9	....	....	8	1	....
Octobre	....	....	....	....	1	....	2	8	7	....	5	....	4	....	4	....	2	14	15	....	....	14	....	2
Novembre	2	....	....	....	9	1	11	....	4	....	....	....	....	....	2	1	9	10	11	7	....	8	....	1
Décembre	1	1	....	3	7	3	8	1	2	....	....	....	1	....	2	2	7	9	15	16	4	3	....	....
Année	16	2	11	17	65	9	32	17	23	16	22	10	69	10	36	10	49	159	157	43	16	107	11	9

Année 1854

MOIS	THERMOMÈTRE — Moyennes mensuelles — Matin 6 h.	7 h.	8 h.	Midi	Soir 6 h.	10 h.	Minim.	Maxim.	Moyenn. déduites des 4 observ. quotidien.	observ. fait. au thermométrogr.	Minim. mensuels Observ.	Dates	Maxim. mensuels Observ.	Dates	BAROMÈTRE — Minim. mensuels Observ.	Dates	Maxim. mensuels Observ.	Dates	Moyen. mensuel.	PLUVIOMÈTRE Eau tombée.
Janvier	....	....	2°9	5°3	4°3	3°8	....	....	4°08	....	— 0°6	19	9°4	17	739m1	4	778m4	27	760m1	81m 9
Février	....	....	3 2	5 9	4 4	3 5	....	....	4 25	....	— 6 6	14	11 5	7	57 4	18	79 9	14	69 8	40
Mars	....	4 3	....	9 5	6 9	5 3	....	....	6 46	....	— 1 6	1	15	13	64 3	26	79 5	5	72 3	5 5
Avril	6°2	....	....	12 7	10 4	8 1	....	....	9 41	....	— 0 3	1	21 3	18	48 8	22	76 6	4	66 4	18 9
Mai	8 6	....	....	13 8	11 7	9 5	....	....	10 89	....	3 3	5	19 8	23	48 9	1 & 2	68 8	20	60 5	58 3
Juin	11 2	....	....	15 9	14 4	12 3	....	....	13 69	....	9 2	5	25 9	25	45 3	2	68 9	24	61 9	93 5
Juillet	14 2	....	....	18 7	17 4	14 6	....	....	16 23	....	11 7	15	24 1	23	57 4	4	70	22	60 1	44 6
Août	13 4	....	....	19	17 2	14 5	....	....	16 04	....	8 6	19	25 9	21	58 4	2	73 1	28	65 6	48 2
Septembre	11 5	....	....	18 7	16 5	14 3	....	....	15 26	....	5 4	26	27 4	12	61 9	14	72 2	26	68 1	22 2
Octobre	....	9	....	13 7	11 7	10 6	....	....	11 25	....	2 6	30	19 5	9	41 9	25	73 9	12	61 2	152 5
Novembre	....	5 4	....	7 7	6 4	5 7	....	....	6 33	....	— 0 6	21	14 1	2	42 2	16 & 28	75 4	7	58 5	84 9
Décembre	....	....	6 4	7 9	6 9	6 4	....	....	6 94	....	— 0 3	22	10 9	14 & 15	40 2	18	76 9	30	63 4	101 2
Année	8°03			12 40	10 70	9 05	....	....	10 07	9°86	— 6 6	14 Fév	27 4	12 Sept	740 2	18 Déc	779 9	14 Fév	764	751 7

MOIS	VENTS A MIDI — N	NNE	NE	ENE	E	ESE	SE	SSE	S	SSO	SO	OSO	O	ONO	NO	NNO	JOURS — Beaux	Nuageux	Couverts	JOURS DE — Gelée	Neige	Pluie	Grêle	Tonn.
Janvier	2	....	....	....	....	....	1	....	13	5	3	1	5	....	....	1	6	10	15	3	3	12	....	....
Février	3	....	1	....	7	....	....	....	1	1	....	3	7	....	4	1	6	10	12	3	1	14	1	....
Mars	....	....	1	....	11	....	2	....	2	....	3	1	9	1	1	....	11	9	11	4	....	6	....	....
Avril	....	1	1	3	9	1	3	1	....	....	....	....	3	2	4	2	11	11	8	2	....	7	....	1
Mai	1	....	....	1	6	....	....	....	1	3	2	1	9	2	3	2	3	13	15	....	....	13	....	2
Juin	....	2	....	....	6	....	1	....	1	....	3	2	6	6	3	....	2	11	17	....	....	13	....	1
Juillet	....	....	2	....	7	....	2	1	....	....	2	....	8	4	5	....	9	17	5	....	....	9	1	2
Août	1	1	1	1	5	....	2	....	2	....	1	1	7	3	4	2	10	19	2	....	....	7	....	....
Septembre	....	....	....	....	14	2	....	....	1	2	....	1	6	....	4	....	15	12	3	....	....	5	1	1
Octobre	....	....	....	....	6	....	1	1	6	1	3	....	7	1	4	1	6	8	17	....	....	12	3	4
Novembre	3	....	5	1	7	....	2	1	3	2	....	....	2	1	3	....	1	8	21	1	1	8	3	1
Décembre	....	....	....	....	1	....	....	....	....	2	....	....	15	1	11	1	1	11	19	1	....	9	6	1
Année	10	4	11	6	79	3	14	4	30	16	17	10	84	21	46	10	81	139	145	14	5	115	15	13

Année 1855

MOIS	THERMOMÈTRE														BAROMÈTRE					PLUVIOMÈTRE
	MOYENNES MENSUELLES										MINIM. MENSUELS		MAXIM. MENSUELS		MINIM. MENSUELS		MAXIM. MENSUELS		MOYEN mensuel	EAU tombée
	Matin			Midi	Soir		Minim.	Maxim.	Moyenn. déduites des											
	6 h.	7 h.	8 h.		6 h.	10 h.			4 observ. quotidien.	observ. fait. au thermométrogr.	Observ.	Dates	Observ.	Dates	Observ.	Dates	Observ.	Dates		
Janvier	......	......	0°2	3°2	1°8	1°3	......	......	1°64	....	—11°7	21	10°8	6	757m2	30	776m6	7	767m7	32m2
Février	......	......	—0 6	0 8	0 3	—0 3	......	......	—0 20	....	— 8 3	18	9 3	28	47 4	13	64 9	23	56 6	30 2
Mars	......	2°8	......	6 7	4 9	3 4	......	......	4 48	....	— 1 6	6	11 8	20	33 4	22	73 4	29	56 6	15 8
Avril	5°2	......	......	9 4	7 7	6 2	......	......	7 09	....	— 1 5	6	15	13	52 1	10	73 4	21	65 4	10 1
Mai	8 1	......	......	12 5	11 3	9	......	......	10 19	....	2 6	9	26 3	26	50 8	31	67 1	18	59 4	69 5
Juin	11 6	......	......	16 5	15 9	12 5	......	......	14 15	....	6 5	2	27 9	6	51 4	16	71 1	26	63 9	66 1
Juillet	14 5	......	......	18 5	17 5	14 5	......	......	16 25	....	9 6	22	22 9	31	54 8	11	69 1	1 et 2	62 4	92 1
Août	13 4	......	......	19 9	18	14 9	......	......	16 56	....	8 7	30	25	23	58 8	8	71 4	16	65	17 7
Septembre	11	......	......	17 3	15 2	12 7	......	......	14 05	....	3 3	26	21 8	23	52 2	30	72 3	25	63 7	85 8
Octobre	......	11 2	......	14 2	12 4	11 4	......	......	12 15	....	8	27	18 8	4	42 9	30	69 9	20	57 1	146 2
Novembre	......	4 1	......	6 5	5 4	5	......	......	5 26	....	— 0 8	26	11 8	9	53 7	3	69 2	16	63 3	80 3
Décembre	......	......	1 9	4 1	3 2	2 6	......	......	2 97	....	— 9 3	21	11 2	29	50 1	26	72	30	61 7	45 8
Année	6 95			10 80	9 47	7 77	......	......	8 72	8 57	—11 7	21 janv	27 9	6 juin	733 4	22 mars	776 6	7 janv.	761 9	691 6

MOIS	VENTS A MIDI																JOURS			JOURS DE				
	N	N N E	N E	E N E	E	E S E	S E	S S E	S	S S O	S O	O S O	O	O N O	N O	N N O	Beaux	Nuageux	Couverts	Gelée	Neige	Pluie	Grêle	Tonn.
Janvier	....	....	1	1	12	1	3	....	1	1	3	1	4	1	....	2	5	9	17	13	3	2	1	....
Février	....	....	....	1	17	1	1	1	3	2	....	....	2	....	....	....	4	8	16	15	4	9	....	....
Mars	....	1	....	....	10	2	3	1	1	1	3	1	8	....	....	....	7	11	13	3	3	9	....	....
Avril	1	....	3	....	10	....	....	....	2	....	....	....	8	....	5	1	15	9	6	1	....	7	1	....
Mai	....	2	1	....	10	....	4	....	1	....	....	....	8	2	2	1	3	18	10	....	....	11	....	....
Juin	....	....	1	....	8	....	2	....	1	....	3	....	10	1	3	1	2	16	12	....	....	9	....	2
Juillet	....	....	1	....	5	....	....	....	1	1	2	....	12	3	5	1	4	20	7	....	....	11	....	2
Août	1	....	4	....	3	....	2	....	....	2	3	....	10	1	3	2	10	17	4	....	....	4	....	....
Septembre	3	....	1	1	15	1	2	....	1	1	....	....	3	....	1	1	9	14	7	....	....	10	....	2
Octobre	....	....	....	....	2	....	1	....	3	1	9	....	13	....	2	....	2	8	21	....	....	20	....	1
Novembre	....	....	5	....	13	....	2	1	5	1	....	....	1	....	2	....	3	5	22	2	....	12	2	....
Décembre	....	....	1	....	5	1	5	1	4	3	1	....	2	1	6	1	5	11	15	8	3	7	....	....
Année	5	3	18	3	110	6	25	4	23	13	24	2	81	9	29	10	69	146	150	42	13	111	4	7

Année 1856

MOIS	THERMOMÈTRE — Moyennes mensuelles — Matin 6 h.	Matin 7 h.	Matin 8 h.	Midi	Soir 6 h.	Soir 10 h.	Minim.	Maxim.	Moyenn. déduites des 4 observ. quotidien.	Moyenn. déduites des observ. fait. au thermométrogr.	Minim. mensuels Observ.	Minim. mensuels Dates	Maxim. mensuels Observ.	Maxim. mensuels Dates	BAROMÈTRE — Minim. mensuels Observ.	Minim. mensuels Dates	Maxim. mensuels Observ.	Maxim. mensuels Dates	Moyen. mensuel	PLUVIOMÈTRE — Eau tombée
Janvier	......	......	4°5	6°2	5°	4°8	......	......	5°13	....	— 6°3	14	11°0	18	742m2	8	777m6	13	755m2	70m6
Février	......	......	4 3	7 7	6 3	5 6	......	......	6	....	— 2 4	3	13 6	8	57 1	18	76	24	64 6	23 3
Mars	......	2°9	......	6 7	5 6	4 2	......	......	4 88	....	— 1 3	30	11 8	31	58 8	25	76 8	1	66 1	14 2
Avril	6°6	......	......	11 8	9 9	8 2	......	......	9 12	....	2 4	29	21 2	25	49 2	6	70 8	20	59	92 8
Mai	8 9	......	......	12 7	10 9	9 2	......	......	10 52	....	2 4	4	21 4	21	49	7	67 4	9	59 9	119 8
Juin	12 2	......	......	16 8	15 6	13	......	......	14 43	....	8 3	17	24 9	27	58 4	19	71 8	7	65 8	47 2
Juillet	13 8	......	......	18 6	17	14 6	......	......	16 03	....	8 4	3	26 8	23	52 2	8	69 9	30	64 7	67 3
Août	15	......	......	21 5	19	16 4	......	......	17 98	....	10 4	7	29 0	10	48 8	18	68 2	5	61 7	22 4
Septembre	11 2	......	......	16 2	14 1	13 4	......	......	13 54	....	5 6	4	20 4	9	42 7	28	70	3	60 2	144 9
Octobre	......	8 6	......	14 6	12 4	10 6	......	......	11 60	....	— 0 8	27	19 8	4	59	4	71 8	26	66 9	38 3
Novembre	......	5 1	......	8 1	6 9	6 2	......	......	6 60	....	— 0 6	6	11 8	24	50 8	11	76 6	7	66	60 1
Décembre	......	......	5 4	7 6	6 3	5 4	......	......	6 29	....	— 4 1	17	15 4	7	37 3	25	77 2	16	60 3	61 8
Année		8°21		12 37	10 50	9 30	......	......	10 17	9 96	— 6 3	14 janv	29 0	10 août	737 3	25 déc	777 6	13 janv	762 5	0,762 7

MOIS	VENTS A MIDI — N	NNE	NE	ENE	E	ESE	SE	SSE	S	SSO	SO	OSO	O	ONO	NO	NNO	JOURS — Beaux	Nuageux	Couverts	JOURS DE — Gelée	Neige	Pluie	Grêle	Tonn.
Janvier	1	....	....	....	4	....	9	....	3	2	3	....	6	....	3	....	2	13	16	4	1	17	....	....
Février	....	....	1	....	4	1	3	2	8	1	3	....	3	....	2	1	3	12	14	3	....	10	....	....
Mars	1	1	2	....	18	....	2	3	1	....	....	....	1	1	1	....	11	6	14	4	2	6	....	....
Avril	2	....	11	....	....	....	....	....	4	....	4	1	8	....	....	....	3	18	9	....	....	14	1	....
Mai	3	1	7	....	....	....	3	....	....	....	4	....	11	....	2	....	1	21	9	....	....	18	....	3
Juin	1	....	....	2	2	....	....	1	2	1	1	....	13	....	6	1	13	8	9	....	....	7	....	1
Juillet	....	1	....	....	4	....	1	....	1	....	2	....	19	1	2	....	11	13	7	....	....	10	....	2
Août	1	1	2	2	5	....	1	....	1	....	....	1	6	....	8	3	12	10	9	....	....	10	....	2
Septembre	2	....	....	....	5	....	2	....	1	....	5	....	7	....	7	1	5	16	9	....	....	17	2	3
Octobre	....	....	....	....	7	1	11	....	5	....	2	....	2	....	3	....	11	10	10	1	....	9	....	....
Novembre	5	....	2	....	5	....	3	....	2	....	3	....	5	....	5	....	2	8	20	1	....	10	....	....
Décembre	1	2	2	....	4	....	....	....	7	2	4	....	6	....	2	1	1	11	19	2	1	11	2	....
Année	17	6	27	4	58	2	35	6	35	6	31	2	87	2	41	7	75	146	145	15	4	139	5	11

Année 1857

MOIS	THERMOMÈTRE										THERMOMÉTROGRAPHE				BAROMÈTRE					PLUVIOMÈTRE
	MOYENNES MENSUELLES										MINIM. MENSUELS		MAXIM. MENSUELS		MINIM. MENSUELS		MAXIM. MENSUELS		MOYEN.	EAU
	Matin			Midi	Soir		Minim.	Maxim.	Moyenn. déduites des											
	6 h.	7 h.	8 h.		6 h.	10 h.			4 observ. quotidien.	observ. fait. au thermométrogr.	Observ.	Dates	Observ.	Dates	Observ.	Dates	Observ.	Dates	mensuel	tombée
Janvier	......	......	3°1	5°	3°9	3°4	1°59	5°69	3°85	3°67	— 7°2	30	10°4	3	742m8	11	772m6	18	759m3	131m2
Février	......	......	1	5 7	4 2	2 8	0 22	6 46	3 42	3 19	— 8 3	2	12 5	17	56 3	9	76 1	28	66 8	14 7
Mars	......	3°9	......	8 3	6 5	5 1	2 90	9 14	5 95	5 86	— 4 7	12	16 4	18	49 1	31	75 4	1	61 5	27 1
Avril	6°9	......	......	10 6	9 1	7 7	5 68	11 11	8 59	8 21	1	15	19 9	18	44 1	13	69 6	21	58 5	51 9
Mai	10	......	......	15 2	13 6	11	8 62	17 23	12 46	12 57	2 3	6	26 6	20	50	25	68 3	5	61 3	42 4
Juin	13 7	......	......	19 2	18 1	14 7	11 81	21 09	16 43	16 01	6 3	1	32	28	56 2	30	70 8	26	63 8	45 5
Juillet	15 5	......	......	19 7	18 5	15 6	13 32	21 29	17 36	17	8 6	3	27 8	19	57 8	5	70 2	12 &13	64 6	52 6
Août	15 1	......	......	20 3	18 9	16 3	13 66	21 59	17 67	17 24	10 3	11	32	3	57 6	23	69 1	26	62 8	87 1
Septembre	12 8	......	......	18 5	16 7	14 2	11 84	19 91	15 56	15 33	7 7	27	23 2	16 &17	54 4	8	70 2	19	62 2	125 4
Octobre	......	10 5	......	14 7	12 9	11 5	9 15	16 03	12 39	12 22	3 2	23	20 2	4	45 3	8	68 9	2	59 6	121 1
Novembre	......	7 3	......	10 5	8 9	8 1	6 12	11 53	8 72	8 80	— 1 1	16	18	3	51 2	26	78	12	64 9	17 3
Décembre	......	......	5 6	8	6 6	5 9	4	8 87	6 50	6 54	— 2 1	31	13	2 & 3	59 6	2	79 1	12	71 4	22 2
Année		8°78		12 81	11 50	9 69	7 418	14 203	10 74	10 55	— 8 3	2 Fév	32	28 jn 3a.	744 1	13 Av.	779 1	12 Déc	763 1	758 5

MOIS	VENTS A MIDI																JOURS			JOURS DE				
	N	N N E	N E	E N E	E	E S E	S E	S S E	S	S S O	S O	O S O	O	O N O	N O	N N O	Beaux	Nuageux	Couverts	Gelée	Neige	Pluie	Grêle	Tonn.
Janvier	....	....	3	....	6	....	....	....	5	....	4	....	8	....	5	....	2	15	14	10	4	13	2	....
Février	1	....	1	....	6	....	5	3	3	4	3	....	2	....	....	....	11	11	6	11	1	6	....	....
Mars	2	....	....	....	4	....	5	....	3	....	4	....	13	....	....	....	8	16	7	6	....	12	2	....
Avril	1	....	2	....	5	....	1	....	7	....	4	....	2	2	6	....	3	17	10	....	....	15	2	1
Mai	2	1	3	....	12	1	2	....	4	....	....	....	2	1	3	....	12	14	5	....	....	12	....	2
Juin	2	....	....	....	13	....	....	....	4	....	1	....	8	....	2	....	7	19	4	....	....	9	....	4
Juillet	....	....	1	....	1	....	....	....	1	2	....	....	21	1	3	1	13	16	2	....	....	7	1	1
Août	1	....	5	2	4	1	2	1	2	1	....	....	9	1	2	....	10	17	4	....	....	9	....	4
Septembre	....	....	....	....	6	....	....	....	4	1	4	....	10	....	5	....	9	17	4	....	....	10	....	3
Octobre	....	....	....	....	2	....	2	1	13	....	4	....	6	....	1	2	5	16	10	....	....	13	....	1
Novembre	....	....	2	1	10	....	5	...	8	1	2	....	1	....	....	....	10	14	6	1	....	6	....	....
Décembre	1	....	....	....	2	1	2	....	4	4	10	....	4	....	3	....	5	13	13	4	....	5	....	....
Année	10	1	17	3	71	3	24	5	58	13	36	....	86	5	30	3	95	185	85	32	5	117	7	16

Année 1858

MOIS	THERMOMÈTRE — Moyennes mensuelles — Matin 6 h.	Matin 7 h.	Matin 8 h.	Midi	Soir 6 h.	Soir 10 h.	Minim.	Maxim.	Moyenn. déduites des 4 observ. quotidien.	Moyenn. déduites des observ. fait. au thermométrogr.	THERMOMÉTROGRAPHE — Minim. mensuels — Observ.	Dates	Maxim. mensuels — Observ.	Dates	BAROMÈTRE — Minim. mensuels — Observ.	Dates	Maxim. mensuels — Observ.	Dates	Moyen. mensuels	PLUVIOMÈTRE — Eau tombée
Janvier	......	......	1°1	3°7	2°7	1°7	-0°38	5°0	2°30	1°96	— 9°0	5	9°8	19	763m2	31	777m4	22	772m3	31m9
Février	......	......	1 2	4 6	3 3	2 4	0 13	6 0	2 88	2 92	— 4 2	26	12 1	4	54 7	28	68 4	25	63 2	16 2
Mars	......	3°5	......	7 3	6 4	4 7	2 10	8 85	5 48	5 31	— 2 8	12	16 8	23	43 2	6	76 3	22	61 9	49 2
Avril	7°3	......	......	11 9	10 6	8 6	5 95	13 58	9 61	9 41	— 0 6	13	23 8	16	47 8	30	71 2	22	61 7	52 1
Mai	9	......	......	13 5	12 5	10 2	7 35	15 28	11 29	10 99	1 6	5	29 1	31	47 3	1	75 2	26	62 8	60
Juin	14 7	......	......	19 4	17 8	15	12 59	21 33	16 72	16 55	7 4	30	32 4	15	58 9	17	70 4	23	65 3	45 4
Juillet	14	......	......	17 5	17	14 3	12 52	19 20	15 70	15 61	7 7	7	26 8	20	54 4	9	68 2	4	62 7	86 3
Août	14 5	......	......	18 5	17 2	15 6	13 16	20 06	16 45	16 27	7 5	1	27 4	17	56 7	18 &19	71 1	7	63 4	106 5
Septembre	13 9	......	......	18 7	17 2	15 3	12 75	20 18	16 26	15 97	7 8	26	24 9	12	57 7	22	75	25	64 5	45 1
Octobre	......	9 9	......	13 9	12	11	8 96	14 69	11 69	11 52	1 1	31	17 9	4	53 8	19	75 1	30	65 5	77 8
Novembre	......	2 8	......	5 6	4	3 2	1 14	6 70	3 90	3 90	— 7 5	23	12 4	26	42 9	27	71 3	9 & 10	60 4	86 3
Décembre	......	......	5 1	6 5	6 1	5 8	3 95	7 45	5 86	5 52	— 0 8	11	11 4	21	52 1	27	70 4	10	62 6	127 8
Année	8°08			11 76	10 56	8 98	6 724	13 228	9 84	9 64	— 9 0	5 janv.	32 4	15 juin	742 9	27 nov.	777 4	22 janv	763 8	784 6

MOIS	VENTS A MIDI — N	NNE	NE	ENE	E	ESE	SE	SSE	S	SSO	SO	OSO	O	ONO	NO	NNO	JOURS — Beaux	Nuageux	Couverts	JOURS DE — Gelée	Neige	Pluie	Grêle	Tonn.
Janvier	....	....	4	....	12	1	2	1	....	2	4	1	3	....	1	....	9	14	8	16	....	10	....	....
Février	2	....	1	....	9	3	8	....	4	....	1	....	....	....	....	....	6	14	8	14	....	7	1	....
Mars	1	....	....	1	10	1	2	....	2	....	2	....	5	2	2	3	9	13	9	6	4	8	4	....
Avril	1	1	1	1	10	....	1	2	5	....	1	1	5	....	1	....	8	11	11	1	....	12	1	2
Mai	3	1	1	2	2	....	....	....	4	2	1	....	7	3	5	....	10	18	3	....	....	12	....	2
Juin	....	....	3	1	5	....	1	....	6	....	....	....	6	2	5	1	12	13	5	....	....	12	....	6
Juillet	3	2	2	....	2	....	....	....	5	....	1	....	9	2	5	....	3	21	7	....	....	15	1	3
Août	1	1	4	....	3	....	....	....	2	1	1	....	8	5	5	....	6	15	10	....	....	13	....	4
Septembre	....	....	4	....	5	1	....	....	3	2	6	1	7	....	1	....	5	19	6	....	....	16	....	1
Octobre	....	....	2	....	7	....	4	....	7	1	5	....	4	1	....	....	5	14	12	....	....	15	....	....
Novembre	1	2	4	1	13	1	2	2	2	....	1	....	1	....	....	....	8	8	14	12	....	14	2	....
Décembre	....	1	....	1	6	....	2	....	9	1	5	....	4	1	1	....	1	13	17	1	....	19	3	2
Année	12	8	26	7	84	7	22	5	49	9	28	3	59	16	26	4	82	173	110	50	4	153	12	20

Année 1859

MOIS	THERMOMÈTRE — Moyennes mensuelles — Matin 6 h.	7 h.	8 h.	Midi	Soir 6 h.	10 h.	Minim.	Maxim.	Moyenn. déduites des 4 observ. quotidien.	observ. fait. au thermomètrogr.	THERMOMÈTROGRAPHE — Minim. mensuels Observ.	Dates	Maxim. mensuels Observ.	Dates	BAROMÈTRE — Minim. mensuels Observ.	Dates	Maxim. mensuels Observ.	Dates	Moyennes	PLUVIOMÈTRE — Eau tombée
Janvier	......	......	4°2	6°2	5°	4°6	2°67	7°18	5°	4°95	— 5°2	10	11° 1	18	750m 3	29	782m 8	10	768m7	56m7
Février	......	......	5	8 1	6 8	5 6	3 48	8 92	6 27	6 07	— 1 1	24	12 1	17	49 8	6	77 4	23	64 3	34 2
Mars	......	6°8	......	9 6	8 6	7 8	5 60	11 02	8 19	8 18	— 1 2	10	15 7	14	48 9	29	74 1	10	64 7	60 9
Avril	6°9	......	......	12	10 7	8 7	5 72	13 91	9 59	9 10	— 2	22	24 8	7	48 8	11	68 9	3et4	58 6	74 3
Mai	10 4	......	......	13 4	12 6	11 1	8 87	14 99	11 88	11 68	3 1	8	23 1	31	55 8	4	68 1	9	61 2	54
Juin	13 7	......	......	17 8	17	14 2	11 84	19 72	15 67	15 41	6 9	15et16	28 6	26	53 3	2	68	24	61 9	85 8
Juillet	16	......	......	21 7	21 5	17 2	13 87	23 72	19 08	18 42	9	26	31 8	18	58 8	31	71 2	5	66 5	16 9
Août	15 1	......	......	20 3	19 3	16 2	13 04	21 83	17 72	17 20	8 6	6	29 6	25	57 3	31	70	22	63 4	66 2
Septembre	12 9	......	......	17 3	15 5	14 3	11 63	18 68	14 99	14 68	5 7	20	25 9	24	52 1	16	71 8	11	61 8	156 2
Octobre	......	10 1	......	14 8	12 7	11 8	9 49	16 03	12 35	12 41	1 7	23	25 6	5	41 8	30	68 9	2	56 3	100 3
Novembre	......	4 4	......	7 8	6	6	3 51	9 28	5 94	6 37	— 4 6	14	16 5	6	45 8	4	78 4	11	63 4	157 2
Décembre	......	......	2 1	4	3 1	2 7	46	5 30	2 96	2 78	—15 3	20	13 3	31	33 4	26	77 8	10	59	143 8
Année	8°97			12 65	11 57	10 80	7 572	14 247	10 80	10 60	—15 3	20 Déc	31 8	18 juill	733 4	26 Déc	782 8	10 janv	762 5	1 006 5

MOIS	VENTS A MIDI — N	NNE	NE	ENE	E	ESE	SE	SSE	S	SSO	SO	OSO	O	ONO	NO	NNO	JOURS — Beaux	Nuageux	Couverts	JOURS DE — Gelée	Neige	Pluie	Grêle	Tonn.
Janvier	....	2	4	....	4	....	2	....	4	....	1	....	12	....	2	....	2	13	16	5	1	11	....	....
Février	1	1	....	....	2	....	2	....	2	3	10	1	3	3	....	....	4	16	8	3	....	12	1	....
Mars	2	....	....	....	1	....	....	....	3	1	8	....	10	....	3	3	5	13	13	1	1	14	1	....
Avril	1	....	1	1	6	....	2	....	2	1	3	....	10	1	2	....	5	17	8	1	....	11	2	4
Mai	2	4	5	4	9	....	1	....	1	....	....	....	1	....	2	2	4	16	11	....	....	15	1	2
Juin	....	2	1	....	4	2	....	....	2	....	1	....	6	3	6	3	2	21	7	....	....	13	....	5
Juillet	4	1	5	1	1	1	....	....	....	....	1	....	5	3	8	1	14	15	2	....	....	5	1	3
Août	....	6	....	4	....	....	....	....	2	....	3	....	5	3	8	....	2	24	5	....	....	10	1	5
Septembre	1	1	2	....	3	1	....	....	4	1	4	....	10	....	2	1	2	24	4	....	....	15	1	1
Octobre	1	....	....	....	4	2	1	1	3	1	9	2	5	....	2	....	4	19	8	....	....	16	2	1
Novembre	2	....	2	1	9	....	3	....	1	....	2	....	6	1	3	....	9	14	7	....	....	14	2	1
Décembre	1	....	1	1	4	1	3	2	4	1	7	1	4	....	....	1	6	8	17	12	5	13	....	....
Année	15	17	21	12	47	7	14	3	28	8	49	4	77	14	38	11	59	200	106	22	7	149	12	22

Année 1860

MOIS	THERMOMÈTRE — Moyennes mensuelles — Matin 6 h.	Matin 7 h.	Matin 8 h.	Midi	Soir 6 h.	Soir 10 h.	Minim.	Maxim.	Moyenn. déduites des 4 observ. quotidien.	Moyenn. déduites des observ. fait. au thermométrogr.	THERMOMÉTROGRAPHE — Minim. mensuels Observ.	Minim. mensuels Dates	Maxim. mensuels Observ.	Maxim. mensuels Dates	BAROMÈTRE — Minim. mensuels Observ.	Minim. mensuels Dates	Maxim. mensuels Observ.	Maxim. mensuels Dates	Moyen. mensuel.	PLUVIOMÈTRE — Eau tombée
Janvier	......	......	4°7	6°6	5°6	5°2	3°30	7°88	5°52	5°62	— 1°3	17	13°8	3	737m6	5	773m2	8	757m1	107m1
Février	......	......	1 6	3 8	3	2 8	0 44	5 16	2 81	2 68	— 5 2	24	10 5	28	51 8	27	74 4	15	64	67 3
Mars	......	4°1	......	6 7	5 8	5 2	2 90	8 47	5 49	5 54	— 3 5	10	12 4	31	45 7	24	73 9	6	61 3	83 1
Avril	5°4	......	......	8 2	7 4	6 3	3 89	10 04	6 84	6 76	0	29	13 8	4	46 1	2	72 3	29et30	62 4	99 1
Mai	10 6	......	......	14 6	13 1	10 9	8 87	16 59	12 31	12 41	3 8	5	22 9	18	50 2	18	70 8	21	62 1	110
Juin	12 3	......	......	16	15	12 5	10 62	17 73	13 94	13 84	6 5	14	22 7	23	47 8	2	67 8	30	59 5	113 2
Juillet	13	......	......	16 2	15 6	13 6	11 16	17 85	14 61	14 25	5 6	27	21 8	15	57 8	28	71 3	2	64 3	37 2
Août	13 3	......	......	16 6	15 3	14 1	12 28	18 25	14 83	14 97	7 9	1	22 2	15	50	16	66	1	58 9	137 8
Septembre	10 9	......	......	15	13 4	11 5	9 31	16 39	12 71	12 38	2 5	13	20 3	17	53 2	18	71	6	62	119 2
Octobre	......	10 2	......	13 4	11 9	10 9	9 03	14 33	11 61	11 40	3 4	22	19	28	51 2	11	73 9	4	65 7	129 1
Novembre	......	3 9	......	6 8	5 7	4 2	2 56	8 20	5 16	5 36	— 2 1	28	12	3	45 2	17	71 8	8	59 6	52 1
Décembre	......	......	3 3	4 9	4 5	4	1 80	6 15	4 16	4 17	— 8 6	25	12 6	6	38 7	8	70 1	29	55 1	108
Année	7 78			10 73	9 70	8 43	6 376	12 293	9 17	9 12	— 8 6	25 Déc	22 9	18 Mai	737 6	5 Janv	773 9	6M.4O	761 0	1 163 2

MOIS	VENTS A MIDI — N	NNE	NE	ENE	E	ESE	SE	SSE	S	SSO	SO	OSO	O	ONO	NO	NNO	JOURS — Beaux	Nuageux	Couverts	JOURS DE — Gelée	Neige	Pluie	Grêle	Tonn.
Janvier	1	1	....	....	....	2	6	....	3	1	4	6	3	1	2	1	1	15	15	4	....	16	2	1
Février	3	2	3	3	3	....	....	1	....	....	2	2	6	....	3	1	6	11	12	10	4	12	....	....
Mars	1	....	3	....	....	....	1	....	1	2	7	3	7	1	5	....	1	14	16	5	3	11	3	....
Avril	3	1	6	3	3	....	1	1	....	....	5	1	3	....	3	....	5	13	12	....	2	15	....	1
Mai	....	1	4	....	3	....	1	....	4	1	4	....	7	1	4	1	6	18	7	....	....	15	....	3
Juin	....	....	....	....	....	....	2	....	5	2	3	3	10	1	4	....	3	18	9	....	....	14	....	1
Juillet	1	1	6	....	2	....	....	....	....	....	1	....	10	....	6	4	3	20	8	....	....	10	....	1
Août	....	....	....	....	....	....	....	....	1	1	11	4	10	2	2	....	....	13	18	....	....	24	....	2
Septembre	1	3	....	1	4	....	1	....	4	1	4	2	5	....	2	2	4	15	11	....	....	18	....	....
Octobre	1	....	1	....	2	2	2	2	2	3	4	1	7	....	3	1	4	15	12	....	....	15	....	....
Novembre	....	....	....	....	15	....	4	2	1	....	1	2	3	....	2	....	7	12	11	7	....	12	1	....
Décembre	4	1	1	1	3	....	6	....	2	1	3	2	5	....	1	1	....	10	21	11	7	14	3	....
Année	15	10	24	8	35	4	24	6	23	12	49	26	76	6	37	11	40	174	152	37	16	176	9	9

Année 1861

MOIS	TERMOMÈTRE — Moyennes mensuelles — Matin 6 h.	Matin 7 h.	Matin 8 h.	Midi	Soir 6 h.	Soir 10 h.	Minim.	Maxim.	Moyenn. déduites des 4 observ. quotidien.	Moyenn. déduites des observ. fait. au thermométrogr.
Janvier	......	......	–1°0	1°8	0°5	–0°4	–2°6	2°78	0° 23	0° 36
Février	......	......	4 7	7	6 3	5 6	3 51	8 03	5 89	5 66
Mars	......	6°4	......	9	7 9	7 1	5 06	9 99	7 59	7 40
Avril	5°8	......	......	10 5	9 3	7 4	4 93	11 81	8 25	8 13
Mai	9 4	......	......	12 9	12	10	7 36	14 36	11 10	10 57
Juin	13 9	......	......	17 4	16 9	14 5	12 21	19 66	15 68	15 58
Juillet	14 5	......	......	18 3	18	15 3	13 13	20 34	16 55	16 46
Août	14 9	......	......	19 4	18 1	15 3	13 49	20 79	16 94	16 78
Septembre	12 1	......	......	16 9	15 1	13 7	11 12	17 97	14 47	14 09
Octobre	......	10 5	......	15 9	13 8	11 8	9 45	17 03	12 96	12 84
Novembre	......	6 1	......	8 5	7 1	6 4	4 23	9 46	7	6 82
Décembre	......	......	3 5	6 1	4 4	4 2	2 35	6 76	4 54	4 64
Année	8°40			11 97	10 98	9 22	7 085	13 276	10 10	9 94

MOIS	THERMOMÉTROGRAPHE — Minim. mensuels Observ.	Minim. mensuels Dates	Maxim. mensuels Observ.	Maxim. mensuels Dates	BAROMÈTRE — Minim. mensuels Observ.	Minim. mensuels Dates	Maxim. mensuels Observ.	Maxim. mensuels Dates	Moyen mensuel	PLUVIOMÈTRE — Eau tombée
Janvier	— 9°2	9	13°0	27	753m6	1	777m8	21	767m3	13m
Février	— 3 1	12	13 5	21	52 3	8	78 9	2	61 1	48 9
Mars	2	23	15 7	27	44 6	19	73 8	9	60 7	71 8
Avril	— 0 1	21	25 3	17	57 2	1	77 3	11	66 5	14
Mai	1 8	6	21 4	11	53 1	11	74 2	20	65 6	55 2
Juin	6 9	5	29 8	15	55 4	27	68 3	12	62 5	67 1
Juillet	9	29	24 9	25	50 2	5	69 3	1	60	75 2
Août	8	7	29 3	12	59 8	2	70 2	27	65 8	31 8
Septembre	4 8	19	24 4	1	51 2	25	68 1	13	62 5	90 4
Octobre	0 0	27	23 7	7	53 1	11	69 6	17	63 4	23 4
Novembre	— 4 3	20	15 8	13	49	10	77	19	58 2	150 6
Décembre	— 6 2	30	12 6	8	50 8	7	73 8	27	66 2	28 1
Année	— 9 2	9 janv	29 8	15 Juin	744 6	19 Ms	778 9	2 Fév.	763 3	669 5

MOIS	VENTS A MIDI — N	NNE	NE	ENE	E	ESE	SE	SSE	S	SSO	SO	OSO	O	ONO	NO	NNO	JOURS — Beaux	Nuageux	Couverts	JOURS DE — Gelée	Neige	Pluie	Grêle	Tonn.
Janvier	....	....	1	2	7	3	5	2	1	....	4	2	2	....	2	....	14	7	10	23	1	9	....	....
Février	....	....	3	2	....	....	1	3	4	3	7	1	....	1	1	2	1	15	12	4	2	13	....	....
Mars	1	....	....	....	....	....	....	....	1	2	4	4	13	....	6	....	2	20	9	....	....	14	6	3
Avril	2	1	5	4	6	1	1	....	1	1	2	....	2	....	3	1	8	14	8	1	....	8	1	....
Mai	2	5	13	1	2	....	....	....	....	1	1	....	3	....	2	1	6	15	10	....	....	9	2	2
Juin	3	....	1	3	....	....	4	1	2	1	1	....	5	6	3	....	1	19	10	....	....	14	....	7
Juillet	....	....	....	....	....	....	1	1	1	3	4	3	13	4	1	....	....	21	10	....	....	17	....	2
Août	....	1	....	....	....	....	....	....	....	1	4	2	16	4	3	....	5	22	4	....	....	12	....	2
Septembre	....	1	2	2	....	....	....	....	3	3	3	3	12	....	1	....	3	16	11	....	....	14	2	1
Octobre	....	....	....	2	7	2	6	2	5	2	4	....	1	....	....	....	11	17	3	....	....	10	....	2
Novembre	....	....	3	....	1	....	....	3	2	1	6	2	6	2	4	....	2	11	17	4	....	15	5	3
Décembre	1	....	....	....	6	2	8	1	1	....	4	....	5	....	3	....	10	13	8	12	....	7	....	....
Année	9	8	28	16	29	8	26	13	21	18	44	17	78	17	29	4	63	190	112	44	3	142	16	22

Année 1862

MOIS	THERMOMÈTRE — MOYENNES MENSUELLES — Matin 6 h.	Matin 7 h.	Matin 8 h.	Midi	Soir 6 h.	Soir 10 h.	Minim.	Maxim.	Moyenn. déduites des 4 observ. quotidien.	Moyenn. déduites des observ. fait. au thermometrogr.
Janvier	......	......	2°7	4°6	4°2	3°9	1°35	6°04	3°86	3°74
Février	......	......	4	6 4	5 8	5 1	2 75	7 57	5 32	5 04
Mars	......	6°1	......	9 5	8 5	7 7	5 10	10 82	7 88	7 81
Avril	7°9	......	......	12 4	11 1	9 2	6 77	13 92	10 16	10 10
Mai	11 5	......	......	15	14	12 1	9 94	16 80	13 14	13 20
Juin	12 6	......	......	15 9	15 2	12 9	10 46	17 71	14 16	13 74
Juillet	13 8	......	......	17 8	16 5	14 5	12 46	19 24	15 64	15 59
Août	13 6	......	......	17 2	16 6	14 4	12 08	18 94	15°45	15 17
Septembre	12 3	......	......	17 2	15 5	13 4	11 44	18 57	14 61	14 53
Octobre	......	11 1	......	13 5	12 7	11 7	9 73	15 26	12 30	12 20
Novembre	......	5 1	......	7 4	6 2	5 4	3 82	8 34	6 02	6 06
Décembre	......	......	6 3	7 9	7 4	7	5 03	8 92	7 14	7 06
Année	8°75			12 07	11 14	9 77	7 613	13 536	10 47	10 35

MOIS	THERMOMÉTROGRAPHE — MINIM. MENSUELS Observ.	Dates	MAXIM. MENSUELS Observ.	Dates	BAROMÈTRE — MINIM. MENSUELS Observ.	Dates	MAXIM. MENSUELS Observ.	Dates	MOYEN. mensuel.	PLUVIOMÈTRE — EAU tombée
Janvier	— 8°4	19	10°9	24	752m3	21	771m8	2	761m6	53m6
Février	— 6 9	9	13 4	18	50 8	18	76 9	9	64 9	22 1
Mars	— 3 2	5	18 1	8	46 2	20	63 6	15	55 9	129 7
Avril	— 1 8	16	24 5	25	54 6	30	68 3	5	64 3	19 5
Mai	5 8	18	26 2	6	52 1	30	69	2	61 8	79 5
Juin	6 7	5	23 7	6	52 1	12	68 3	4	62	45
Juillet	7 5	22	24 5	5	53 1	6	69 6	21	63 7	54
Août	6	24	21	4	54 3	7	69	24	63 4	61 1
Septembre	6 1	12	22 7	24	58	3	71	18	63 8	79 9
Octobre	3 9	25	23 1	15	51 2	20	73	4	61 9	163 3
Novembre	— 3 1	21	14 1	2	52 8	25	70	8	61 6	40 8
Décembre	— 1	16	14 3	7	53	30	73 9	27	65 3	35 8
Année	— 8 4	19 janv	26 2	6 Mai	746 2	20 Ms	776 9	9 Fév	762 5	784 3

MOIS	VENTS A MIDI — N	NNE	NE	ENE	E	ESE	SE	SSE	S	SSO	SO	OSO	O	ONO	NO	NNO
Janvier	....	....	....	1	5	1	2	1	1	....	9	3	5	....	3	....
Février	....	1	3	....	9	....	1	1	1	3	1	2	3	1	2	....
Mars	3	....	4	1	7	....	3	2	3	1	2	....	3	....	1	1
Avril	3	1	3	....	2	....	1	1	1	1	3	....	10	1	1	2
Mai	....	....	3	2	2	....	2	....	2	1	2	....	11	3	3	....
Juin	1	....	2	2	....	....	2	1	1	....	5	....	7	3	6	....
Juillet	1	....	3	....	1	....	....	....	1	....	2	5	13	....	3	2
Août	4	....	2	4	2	....	....	....	....	....	3	2	3	4	5	2
Septembre	....	....	7	2	4	1	2	1	....	1	5	....	6	1	....	....
Octobre	1	1	1	....	2	1	2	....	2	....	4	1	10	4	1	1
Novembre	2	3	6	1	8	....	1	1	1	1	....	1	1	2	....	2
Décembre	....	....	1	....	....	1	5	....	3	....	3	2	8	2	5	1
Année	15	4	35	13	42	4	21	8	16	8	39	16	80	21	30	11

MOIS	JOURS — Beaux	Nuageux	Couverts	JOURS DE — Gelée	Neige	Pluie	Grêle	Tonn.
Janvier	5	7	19	9	1	13	....	....
Février	3	11	14	7	....	7	....	....
Mars	....	16	15	3	....	18	....	3
Avril	6	19	5	1	....	8	....	....
Mai	3	18	10	....	....	14	....	2
Juin	2	24	4	....	....	15	....	1
Juillet	2	20	9	....	....	13	....	3
Août	7	13	11	....	....	13	....	2
Septembre	7	16	7	....	....	13	....	1
Octobre	4	9	18	....	....	17	1	4
Novembre	3	12	15	5	....	8	1	....
Décembre	1	13	17	1	....	20	1	....
Année	43	178	144	26	1	159	3	16

Période décennale 1853 à 1862. — MOYENNES GÉNÉRALES. — *Minima* et *Maxima* observés.

MOIS	THERMOMÈTRE — MOYENNES MENSUELLES — du Matin à 6 h.	7 h.	8 h.	de Midi	du Soir à 6 h.	10 h.	déduites des 4 observ. quotidien.	observ. fait. au thermométrogr.	THERMOMÉTROGRAPHE — MINIM. MENSUELS — Observ.	Dates	MAXIM. MENSUELS — Observ.	Dates	BAROMÈTRE — MINIM. MENSUELS — Observ.	Dates	MAXIM. MENSUELS — Observ.	Dates	MOYEN. mensuel.	PLUVIOMÈTRE — EAU tombée — moyen.
Janvier	......	.. ....	2°80	5°06	3°94	3°40	3°80	3°75	—11°7	21-1853	13°8	3 1860	737m6	5 1860	782m8	10 1859	762m8	68m8
Février	......	.. ....	2 42	5 30	4 20	3 39	3 79	3 69	— 8 3	18 55 / 2 57	13 6	8 56	38 9	9 53	79 9	14 54	63 1	35 1
Mars	......	4 25	.. ....	7 95	6 58	5 41	6 05	6	— 4 7	12 57	18 1	8 62	33 4	22 55	79 5	5 54	62 4	51 3
Avril	6°56	.. ....	.. ....	10 96	9 48	7 80	8 71	8 58	— 1 8	16 62	25 3	17 61	44 1	13 57	77 3	11 57	60 4	51 9
Mai	9 72	.. ....	.. ....	13 63	12 38	10 32	11 55	11 47	1 6	5 58	29 1	31 58	47 3	1 58	75 2	26 58	61 6	72 3
Juin	12 93	.. ....	.. ....	17 16	16 10	13 41	14 94	14 79	6 3	1 57	32 4	15 58	45 3	2 54	71 8	7 56	62 9	68 9
Juillet	14 49	.. ....	.. ....	18 61	17 62	14 92	16 42	16 26	5 6	27 60	31 8	18 59	50 2	5 60	71 4	3 53	63 3	59 1
Août	14 32	.. ....	.. ....	19 10	17 59	15 20	16 56	16 42	6 ..	24 62	32 ..	3 57	48 8	18 56	73 1	28 54	63 3	65 9
Septembre	12 13	.. ....	.. ....	17 22	15 38	13 58	14 56	14 35	2 5	13 60	27 4	12 54	42 7	28 56	75 ..	25 58	63 3	91 5
Octobre	......	10 10	.. ....	14 25	12 44	11 18	11 98	11 91	— 0 8	27 56	25 6	5 59	41 7	19 53	75 1	30 58	61 6	104 5
Novembre	......	4 77	.. ....	7 64	6 22	5 45	6 02	6 7	— 7 5	23 58	18 ..	3 57	42 2	16-28 52	78 4	11 59	62 2	76 ..
Décembre	......	....	3 91	5 91	4 92	4 32	4 79	4 72	—15 3	20 59	15 4	7 56	33 4	26 59	79 1	12 57	62 7	70 4
Année		8°20		11 88	10 57	9 03	9 93	9°84	—15 3	20 d. 1859	32 4	15 jn. 1858	733 4	22 m. 1855 / 26 d. 1862	782 8	10 jr 1859	762 5	815 7

MOIS	NOMBRE DES JOURS DE DIRECTION MOYENNE DES VENTS A MIDI — N	NNE	NE	ENE	E	ESE	SE	SSE	S	SSO	SO	OSO	O	ONO	NO	NNO	JOURS — Beaux	Nuageux	Couverts	JOURS DE — Gelée	Neige	Pluie	Grêle	Tonn.
Janvier	0 4	0 3	1 3	0 6	5 4	0 8	3 2	0 5	3 4	1 5	3 8	1 6	5 3	0 2	2 ..	0 7	4 6	11 7	14 7	8 8	1 4	11 7	0 9	0 1
Février	1 2	0 4	1 4	0 8	6 4	0 7	2 3	1 2	2 7	1 9	2 7	1 ..	2 7	0 5	1 5	0 8	4 7	12 ..	11 5	8 1	1 8	9 3	0 5	.. ..
Mars	1 1	0 2	1 ..	0 6	6 9	0 5	2 1	0 7	1 7	0 9	3 7	1 ..	7 4	0 5	2 ..	0 7	6 ..	13 ..	12 ..	4 ..	1 9	10 3	1 7	0 3
Avril	1 4	0 5	3 3	1 2	5 3	0 3	1 ..	0 5	2 2	0 6	2 5	0 4	6 ..	1 ..	3 2	0 6	6 4	14 1	9 5	0 7	0 2	10 1	0 9	0 9
Mai	1 5	1 5	3 9	1 2	5 8	0 1	1 6	.. 0	1 8	0 8	1 4	0 2	6 3	1 3	2 8	0 8	5 4	16 5	9 1	.. ..	.. ..	12 7	0 4	1 9
Juin	1 3	0 4	1 1	0 8	3 9	0 2	1 2	0 3	2 4	0 4	2 1	0 5	8 4	2 2	4 2	0 6	4 7	16 4	8 9	.. ..	.. ..	11 3	0 1	2 9
Juillet	0 9	0 5	2 ..	0 1	2 3	0 1	0 5	0 3	1 2	0 9	1 7	1 1	12 6	2 ..	3 9	0 9	6 3	18 ..	6 7	.. ..	.. ..	11 ..	0 4	2 2
Août	1 1	1 ..	1 9	1 6	3 ..	0 1	0 7	0 4	1 2	0 8	2 6	1 ..	8 ..	2 4	4 3	0 9	6 8	16 2	8 ..	.. ..	.. ..	11 9	0 3	2 3
Septembre	0 8	0 6	2 ..	0 7	6 2	0 6	0 7	0 2	2 2	1 2	3 3	0 8	7 1	0 3	2 8	0 5	6 2	16 7	7 1	.. ..	.. ..	12 6	0 7	1 3
Octobre	0 3	0 1	0 4	0 2	4 ..	0 8	3 2	1 5	5 3	0 9	4 9	0 4	5 9	0 6	2 ..	0 5	5 4	13 ..	12 6	.. ..	.. ..	14 1	0 6	1 5
Novembre	1 5	0 5	2 9	0 5	9 ..	0 2	3 3	1 ..	2 9	0 6	1 5	0 5	2 6	0 6	2 1	0 3	5 4	10 2	14 4	4 ..	0 1	10 7	1 6	0 6
Décembre	0 9	0 5	0 6	0 6	3 8	0 9	3 9	0 5	3 6	1 4	3 7	0 5	5 4	0 5	3 4	0 8	3 7	11 2	16 1	6 8	2 ..	10 8	1 5	0 3
Année	12	6	22	9	62	5	24	7	31	12	34	9	78	12	34	8	66	169	130	33	7	136	10	14

Quand on étudie les tableaux qui précèdent, l'on arrive sans peine à en déduire et à coordonner un certain nombre de renseignements propres à jeter quelque lumière sur la marche générale des phénomènes météorologiques. Nous allons les exposer maintenant :

TEMPÉRATURE. — La Température moyenne annuelle de la ville de Fécamp, déduite des observations Thermométriques faites quatre fois chaque jour pendant la période décennale écoulée, est de 9° 93 ; elle est de 9° 76 seulement, quand on la déduit de la comparaison des *minima* et des *maxima* par la méthode de Kaemtz. Le chiffre intermédiaire entre ces deux nombres est 9°845.

Dans le dernier tableau, l'on trouve tous les renseignements propres à faire connaître la marche moyenne de la température aux diverses heures d'observation quotidiennes pendant chaque mois, et les écarts extrêmes présentés aussi pour chaque mois ou pour l'année par le thermométrographe pendant toute la période d'observations. L'amplitude des oscillations a été de 47° 7.

Si maintenant nous cherchons à déterminer la marche de la température pour chaque saison météorologique, nous aurons :

PRINTEMPS *(Mars, Avril, Mai)*	par les 4 observ.	8°77	par le thermométrogr.	8°68
ÉTÉ *(Juin, Juillet, Août)*.......	—	15 97	—	15 82
AUTOMNE *(Sept., Oct., Nov.)*..	—	10 85	—	10 78
HIVER *(Décemb., Janv., Fév.)*	—	4 13	—	4 05

Mais les observations thermométrographiques n'ont été faites que pendant les six dernières années, et les corrections attribuées aux chiffres des quatres premières sont purement théoriques. Les six années accomplies conduisent, pour l'établissement moyen des *minima* et des *maxima* et pour les moyennes générales elles-mêmes aux résultats suivants par mois et par saison :

MOIS	MOYENNES						SAISON
	des minim.	des maxim.	du mois	des minim.	des maxim.	de la saison	
Mars........	3°94	9°71	6°66				
Avril........	5 49	12 28	8 65	5°96	12°62	9°07	Printemps
Mai........	8 45	15 87	11 86				
Juin........	11 59	19 58	15 21				
Juillet........	12 73	20 27	16 21	12 44	20 02	15 89	Été
Août........	13 01	20 21	16 17				
Septembre.	11 35	18 62	14 50				
Octobre.....	9 30	15 57	12 10	8 07	14 37	10 96	Automne
Novembre.	3 56	8 92	6 22				
Décembre.	2 93	7 24	5 18				
Janvier......	1 08	5 76	3 45	1 92	6 66	4 22	Hiver
Février......	1 24	6 97	4 13				
Année........	7 128	13 456	10 10	7 128	13 456	10 10	Année

La moyenne de température annuelle déduite des chiffres portés sur ce tableau et de 10° 10. Celle qui s'établit à l'aide des quatre observations quotidiennes faites pendant le même laps de temps est de 10° 19. Par conséquent l'écart existant entre ces deux moyennes et la moyenne décennale déjà admise oscille entre 0° 26 et 0° 34. L'on peut donc considérer les *minima* et les *maxima* moyens, inscrits ici pour chaque mois, pour chaque saison de la période héxennale d'observations thermométrographiques, comme représentant avec assez d'exactitude les moyennes de la période décennale elle-même : ils sont probablement un peu trop élevés, mais la différence ne saurait être bien importante. Cependant il existe, dans les moyennes mensuelles, quelques écarts assez remarquables que la comparaison des chiffres ferait ressortir, et sur lesquels nous devons appeler l'attention, car ils laissent pressentir pour l'avenir de légères modifications dans l'établissement des moyennes définitives.

La figure 3 permet de saisir l'ensemble des modifications que subit la marche du thermomètre à chaque époque de l'année. Les écarts extrêmes du thermométrographe, ainsi que ses indications moyennes, s'y trouvent représentés.

L'époque ordinaire des plus grands froids est comprise habituellement entre le 8 et le 25 janvier ; cependant les moyennes mensuelles éprouvent des modifications assez importantes et dignes d'être signalées : trois fois la température moyenne de Janvier a été plus élevée que celle de Février, et deux fois elle a dépassé celle de Mars. Quant aux *minima* observés, il l'ont été trois fois en Décembre, cinq fois en Janvier et deux fois en Février.

L'époque des fortes chaleurs, à son tour, s'observe le plus souvent en Juillet ou en Août, mais les jours de *maxima* apparaissent d'une façon très irrégulière : on les a notés deux fois en Mai, quatre fois en Juin, une fois en Juillet et trois fois en Août.

La marche de la température est influencée à Fécamp par le voisinage de la mer. Les étés y sont plus froids et les hivers plus chauds que la latitude ne le comporte. Cela devient très appréciable quand on compare les températures moyennes de Paris et de Rouen [1] pendant les diverses saisons, avec celles que nous venons de fixer. Ces températures s'établissent ainsi :

	Paris	Rouen	Fécamp
Printemps	10°3	10°4	8°7
Été	18 1	18 7	15 9
Automne	11 2	11 3	10 8
Hiver	3 3	3 6	4 1
Année	10°8	11° »	9°9

Si l'on cherche à préciser d'avantage, l'on peut poser en principe que pendant quatre mois de chaque année : No-

[1] Kaemtz, météorologie, et Résumé des observations météorologiques faites à Rouen pendant 16 années consécutives, par M. Preisser. (Précis des trav. de l'acad. de Rouen 1861)

vembre, Décembre, Janvier et Février, et quelquefois en Octobre et en Mars, la température moyenne est plus élevée à Fécamp qu'elle ne l'est à Rouen et à Paris. Cela tient à ce que les eaux marines possèdent une température moyenne, supérieure en automne et en hiver, à celle de l'atmosphère, et qu'elles réchauffent celle-ci en lui cédant des vapeurs qui la saturent. Malgré cela, il est bien certain que le *froid* est plus insupportable à Fécamp qu'il ne l'est loin des bords de la mer.

Cette divergence entre l'opinion généralement reçue, basée sur l'appréciation de chacun, et les indications du thermomètre, est due à ce qu'à Fécamp, les vents dominants sont en toute saison ceux de l'Ouest et de l'Est, et que ces vents, — nous aurons l'occasion de le voir bientôt, — soufflent plus souvent en bonnes et fortes brises et en tempêtes, qu'en brises légères ; et encore ces brises légères se rapprochent plus en général des bonnes brises, par leur intensité, que des vents à peine sensibles, toujours rares dans cette localité. Or, l'intensité des vents, en activant la dessiccation des corps exposés à leur action, en leur soustrayant une certaine quantité de calorique emporté par l'air qui les baigne, a toujours pour effet immédiat d'abaisser leur température propre ; cette action est d'autant plus énergique que les courants sont plus rapides et que les corps exposés à leur influence sont doués d'une température plus élevée, ou qu'il sont plus en état de perdre de la vapeur d'eau. C'est ainsi que s'explique la différence si remarquable existant à Fécamp et dans d'autres localités situées dans une position analogue, entre le froid *physiologique* que l'on y subit, et le froid *physique* accusé par les instruments.

Pour la température moyenne de Paris, nous avons indiqué les chiffres qui se trouvent cités dans tous les traités spéciaux. Ce sont ceux qui ont été indiqués par Mahlmann ; ils paraissent trop élevés ; au moins M. E. Renou, dans ses précieuses et savantes *Instructions Météorologiques*, à la suite d'une discussion fort étendue sur cette question, conclut-il en disant : « Il semble donc impossible que la température moyenne de Paris soit supérieure à 10° 1. » Selon cet habile météorologiste, celle de Londres, cotée par les calculs de M. Glaisher à 9° 83, n'excède pas en réalité 9° 6.

En admettant ces deux corrections, l'on trouve que leur moyenne intermédiaire 9° 85 est égale à la moyenne annuelle de Fécamp, telle qu'elle résulte de nos observations. Dans tous les cas, cette moyenne de 9°85 est encore précisément celle que le calcul permet d'attribuer à la position de notre observatoire, quand on accepte le chiffre de 10° 1 pour Paris. Cette coïncidence est très remarquable.

Les observations faites à Rouen, en donnant pour cette ville une température moyenne supérieure de 0° 9 à celle qui doit être admise pour Paris, autorisent à penser que l'observatoire où elles sont faites est soumis à une influence particulière qui conduit à des chiffres trop élevés. Des influences diverses se font fréquemment sentir au milieu des villes, et elles affectent toujours, d'une façon positive, les résultats qu'elles modifient.

En France la température moyenne s'abaisse de 0°01, chaque fois que l'on s'avance sur le même méridien, d'un mille géographique ou d'une minute en latitude vers le Nord ; en outre les indications du thermomètre, prises dans leur moyenne annuelle (au moins entre le 50me et le 46me parallèle) s'y affaiblissent en moyenne aussi de 1° par chaque élévation de 150 mètres au-dessus du niveau de la mer.

Si nous faisons l'application de ces données à la détermination de la température moyenne de Rouen, d'après celle que nous venons d'admettre avec M. E. Renou, pour Paris, nous trouvons que dans les conditions où elle est déterminée, cette température doit être sensiblement égale à celle de Fécamp. En effet, Rouen est plus avancée que Paris, vers le nord, de 0°36'13" et le niveau des deux observatoires présente une différence de 25 mètres environ, celui de Rouen étant le plus bas. Nous supposons ici que les thermomètres et les baromètres sont placés dans chaque observatoire au même niveau.

En admettant ces chiffres nous aurons :

Température de Paris	10°10
Réduction de Température pour 0°36'13" de latitude Nord	0 36
	9 74
Augmentation de Température due à la différence de niveau	0 17
Température moyenne de Rouen	9 91

Si l'observatoire de Rouen était au même niveau que celui de Fécamp, cette température moyenne devrait être égale à 9° 99 ou à 10° 0.

En présentant cette observation, nous n'avons en aucune façon l'intention de mettre en suspicion l'exactitude des recherches de M. Preisser ; nous connaissons le soin qu'il apporte dans ses expériences, et nous n'avons d'autre but que de signaler à son attention une apparente anomalie, qui a besoin d'être expliquée, pour donner à ses utiles recherches toute la valeur qu'elles comportent.

Température des sources.— Dans les environs de Fécamp elle est toujours supérieure à celle de l'atmosphère prise dans sa moyenne annuelle. Pour les sources qui apparaissent au pied des coteaux, elle est sensiblement égale, ou de très peu supérieure à celle de l'automne ; cela doit être, car les pluies d'été et celles de l'automne, qui réchauffent le sol, sont en moyenne plus abondantes que celles de l'hiver et du printemps, qui le refroidissent.

Quoiqu'il en soit, pour éclairer ce côté de la question, voici les résultats de quelques observations que nous avons faites en 1857 sur l'eau des sources de l'Epinay, et sur l'eau de la nappe des puits. Celles-là possèdent une température à peu près constante ; elles sont situées à 4 kilomètres environ du centre de la ville, au pied d'un coteau boisé, exposé au nord. La nappe des puits, située au lieu d'observation à

16 mètres de profondeur, subit, d'une manière sensible, l'influence des modifications calorifiques de l'air extérieur, et donne, dans la moyenne annuelle, avec assez d'exactitude, celle de l'atmosphère. La différence n'atteint pas 0° 1.

	Sources de l'Épinay	Nappe des Puits
Janvier 14	10° 92	10° 51
Février 16	10 39	10 38
Mars 15	10 92	10 44
Avril 16	10 92	10 58
Mai 24	10 94	10 78
Juin 18	10 99	10 99
Juillet 16	11 01	11 08
Août 26	11 09	11 12
Septembre 20	11 08	11 17
Octobre 22	11 08	11 06
Novembre 6	11 12	10 91
Décembre 23	11 10	11 79
Moyennes annuelles	11 »»	10 82

La température des sources de l'Epinay doit représenter assez bien celle des sources du pays de Caux. Au moins le 12 octobre 1859, au moment de procéder à nos essais préliminaires sur la constitution chimique de l'eau ferrugineuse de Bléville, qui apparaissait alors au pied des falaises du Cap de la Hève, nous avons trouvé, avec notre collaborateur et ami M. E. Leudet, que la température de la source était égale à 11° 12. [1]

Poids de l'atmosphère.— La cuvette du Baromètre employé est placée à 22 mètres 76 au-dessus du zéro hydrographique du port de Fécamp [2] et à 18 mètres 39 seulement au-dessus du niveau moyen des eaux de la mer, établi comme il a été dit précédemment.

---

[1] Recueil des Publications de la Société Havraise d'études diverses de la 26me année.

[2] Nous devons à l'extrême obligeance de M. Carlier, ingénieur des ponts-et-chaussées, de connaître exactement la situation du seuil de l'appartement où est placé notre Baromètre, au-dessus de ce point de repère. Nous lui en adressons ici tous nos remerciments.

La moyenne annuelle des dix années d'observation donne 762 millimètres 5 pour l'élévation de la colonne mercurielle qui, pendant ce temps, a fait équilibre à la pression de l'atmosphère. Les limites extrêmes de l'oscillation sont comprises entre 733^{mm} 4 et 782^{mm} 8.

Les dix premiers tableaux permettent de juger de la marche générale du phénomène pendant chaque année et pendant chaque mois. Le onzième donne les moyennes mensuelles et les écarts de pression observés. Voici maintenant la moyenne des indications fournies par le baromètre, pendant chaque saison météorologique.

Printemps........................	761^{mm}5
Été	763 2
Automne	762 4
Hiver	762 9

Ces observations, nous devons le déclarer, n'ont qu'une importance relative, par suite d'une défectuosité de l'instrument employé. Un nouvel appareil, parfaitement vérifié sur ceux de la société météorologique, et marchant d'accord avec eux, permettra, dans l'avenir, de donner à cette partie de nos observations toute l'exactitude qu'elles réclament et que nous désirons leur imprimer. L'erreur actuelle peut être évaluée à un millimètre environ. Néanmoins la marche comparée de l'instrument pendant les différents mois, pendant chaque saison, conserve, sans aucun doute, sa proportionnalité.

Vents.— L'observation de leur direction a toujours été faite au coq de l'église de la Sainte-Trinité, placé à 80 mètres environ au-dessus du niveau de la mer. L'axe de cette église est dirigée de l'O. S. O à l'E. N. E, et les bras de la croix qui supporte la girouette sont placés dans la direction de N. N. O au S. S. E. Dans nos appréciations, nous avons, autant que possible, tenu compte de cette orientation défectueuse, et corrigé les erreurs qu'elle pouvait occasionner.

L'on trouve sur le tableau récapitulatif de la période décennale, la distribution moyenne des jours de vent pour chaque mois de l'année, la voici maintenant pour chaque saison. On le comprend, nous avons dû ici en conserver l'expression avec ses fractions décimales.

	N.	N.N.E.	N.E.	E.N.E.	E.	E.S.E.	S.E	S.S.E.	S.	S.S.O.	S.O.	O.S.O.	O.	O.N.O.	N.O.	N.N.O.
Printemps	4 »	2.2	8.2	3 »	18 »	» 9	4.7	1.2	5 7	2 3	7.6	1.6	19.7	2.8	8 »	2.1
Été	3.3	1.9	5 »	2.5	9.2	» 4	2.4	1 »	4 8	2 1	6.4	2.6	29 »	6.6	12 4	2.4
Automne ..	2.6	1.2	5.3	1.4	19.2	1 6	7.2	2.7	10.4	2 7	9.7	1.7	15 6	1 5	6.9	1 3
Hiver......	2.5	1.2	3 3	2 »	15.6	2.4	9.4	2.2	9.7	4 8	10 2	3.1	13 4	1.2	6.9	2.3

Si nous opérons la réduction complète de ces divers résultats nous arrivons à cette conclusion que la distribution moyenne des vents, ramenée au quatre points cardinaux doit s'établir ainsi :

	N.	E.	S.	O.
PRINTEMPS	17	28	15	32
ÉTÉ	16	16	12	48
AUTOMNE	11	26	24	27
HIVER	11	26	27	26
ANNÉE	55	99	78	133

On a, de tous temps, au port de Fécamp, noté jour par jour la direction du vent. Celle que l'on y observe diffère singulièrement dans sa moyenne générale de celle qui précède. En effet, dans une intéressante *notice sur le port de Fécamp* déposée en 1851 à la bibliothèque publique de la ville, par son auteur, M. Ducrot, ingénieur des ponts-et-chaussées, nous trouvons que la moyenne annuelle des directions que l'on y a notée s'établit ainsi :

Direction des Vents......	N.	N.E.	E.	S.E.	S.	S.O.	O.	N.O.
Jours de durée............	27	86	22	5	47	48	99	31

En ramenant ces directions aux quatre rumbs principaux nous aurons :

NORD	EST	SUD	OUEST
85	67	74	138

Les moyennes déduites de ces deux séries d'observations se confirment l'une l'autre en ce qui concerne les vents de la région de l'ouest et ceux qui viennent du sud.

Quant aux différences constatées dans les nombres de jours représentant les vents venus du nord et de l'est, elles trouvent leur explication dans l'influence exercée par le cap Fagnet, que nous avons signalé, au commencement de cette notice, comme faisant saillie sur la ligne générale des falaises. Ce cap, en effet, par son élévation, sa direction générale et sa situation avancée vers la mer, préserve plus complétement la ville que le port, (1) qu'il garantit cependant aussi, —

(1) Nous croyons être agréable à nos lecteurs en rapportant ici les passages suivants que nous extrayons du mémoire de M. Ducrot :

» L'exposition du port de Fecamp, c'est-à-dire l'ouverture de la » vallée où il est placé, et de ses jetées, dans la direction de l'Ouest » d'où le vent souffle en moyenne 100 jours par année, donne à la di- » rection et à l'intensité des vents la plus grande influence sur sa navi- » gabilité.

» Ainsi, par certains vents, il est impossible de sortir, par d'autres, au » contraire, il y a danger d'entrer. L'abri de la falaise du cap Fagnet, » en arrêtant tout-à-coup les vents qui viennent du Nord et du Nord- » Est, donne la plus grande commodité pour l'entrée et la sortie. La » ligne courbe que les navires ont alors à parcourir des jetées à l'a- » vant-port ou de l'avant-port aux jetées, ne serait pas praticable sans » cet abri.

» Par les vents du S. et du S.O, cette même ligne courbe est très favo- » rable à la manœuvre, et il n'est pas rare, quand il y a bonne brise, de » voir les navires entrer ou sortir sans hâleurs.

» Dans les tempêtes, le port est dangereux à aborder. Les navires en » relâche peuvent seuls tenter le passage des jetées. Le voisinage du » cap et de ses rochers, le courant, les brusques variations des vents » auxquels donnent lieu l'élévation et la proximité des falaises, la » mauvaise qualité du fond pour l'ancrage, toutes ces causes réunies » font que, si un navire s'exposait à entrer sans pilotes, comme cela a contre l'action des vents du nord, dont il affaiblit d'ailleurs l'intensité. Il garantit, en outre, le port lui même contre l'action des vents de l'E. N. E et du N. E., qu'il rejette à la mer, ou qu'il refoule sur les falaises, sur les plateaux, de manière à les faire passer sur la ville en courants plus adoucis qu'ils ne le seraient sans cette heureuse circonstance. (v. fig. 1).

Les vents du nord doivent donc être plus nombreux quand on les observe sur le port, puisqu'il se trouve moins garanti que la ville contre leur énergique influence. Les vents de l'Est, au contraire, doivent être plus nombreux dans la vallée que sur le port, puisque l'ouverture même et l'axe de cette vallée se trouvent situés dans la direction la plus favorable pour assurer le libre et facile écoulement des courants qui les portent à la mer.

Ce qui démontre l'exactitude parfaite de cette opinion, c'est que si l'on défalque de la moyenne générale des vents d'Est observés en ville, les 9 jours de vent d'E. N. E et les 22 jours de vent de N. E. notés sur le onzième tableau, pour les ajouter à la somme des vents du nord, également observés en ville, on trouve, sous une différence insensible, absolument les mêmes chiffres que ceux que nous avons dé-

---

» lieu en pareil cas, il se risquerait à une perte certaine. Mais une fois
» dans le port, le navire jouit d'un calme parfait. Les tempêtes à l'inté-
» rieur du port ont toujours été sans effet. On observe même que c'est
» sous l'abri de la plage, à l'extrémité Ouest du quai de la Vicomté, que
» l'agitation est la moins grande.

» A l'extérieur les tempêtes ne produisent rien de bien extraordinaire, » si ce n'est de mettre en mouvement des masses considérables de » galet sur la plage, soit en faisant descendre les crêtes supérieures et » en abaissant le talus au degré de $\frac{1}{11}$ à $\frac{1}{12}$ soit au contraire en les » reformant et en ramenant le talus à la pente de 1 de hauteur sur 7 ou » 8 de base. Les changements de niveau sur un même point, peuvent » aller jusqu'à 3 à 4 mètres de hauteur sur les crêtes. Dans le talus ordi- » naire ils ne dépassent guères 1 mètre 50 de hauteur. »

duits des renseignements fournis par M. Ducrot. L'on obtient ainsi :

NORD	EST	SUD	OUEST
86	68	78	133

Selon M. Ducrot, la durée moyenne des vents d'*Amont* (région de l'Est) serait de 120 jours. Nous trouvons 122, savoir :

22 N.E. + 9 E.N.E. + 62 E. + 5 E.S.E. + 24 S.E. = 122.

La durée des vents d'*Aval* (région de l'Ouest), selon le même auteur, serait de 167 jours. C'est exactement le chiffre que nous avons trouvé :

Nous avons :

34 S.O. + 9 O.S.O. + 78 O. + 12 O.N.O. + 34 N.O. = 167.

Nous devions signaler, et nous sommes heureux de pouvoir le faire, cette concordance des résultats, car elle démontre que la direction moyenne des vents sur le port et au clocher de l'abbaye est bien exactement fixée par les observations de M. Ducrot et par les nôtres.

L'action des vents exerçant la plus grande influence sur la marche de tous les phénomènes météorologiques, il n'est pas sans utilité de faire connaître ici l'ordre de leur fréquence moyenne sur différents points. Nous réunissons les éléments de comparaison dans le tableau suivant, et nous empruntons les renseignements qui nous sont étrangers aux travaux de MM. Preisser, Bouvard et Kaemtz.

LIEUX D'OBSERVATION		N.	N. E.	E.	S. E.	S.	S. O.	O.	N. O.
FÉCAMP	Sur le Port	27	86	22	5	47	48	99	31
	En Ville	20	30	69	30	40	44	88	44
ROUEN		45	46	29	18	23	76	66	59
PARIS		46	39	23	24	63	66	69	34
FRANCE et PAYS-BAS		46	51	31	28	43	70	57	40
ANGLETERRE		30	41	36	30	41	82	62	44

La figure 8 rend ces différences appréciables pour les trois villes inscrites en tête du tableau; elle permet en outre de saisir avec facilité l'ensemble des modifications que font subir à la direction des vents les influences locales ; les anomalies, existant entre les observations de M. Ducrot et les nôtres, y deviennent plus intéressantes à étudier et à suivre dans leur marche presque régulière, quand on compare leurs lignes représentatives.

Il est important maintenant de classer les vents observés, en tenant compte de leur intensité. Voici les résultats auxquels nous arrivons pour chaque mois :

INTENSITÉS		Janvier	Février	Mars	Avril	Mai	Juin	Juillet	Août	Septembre	Octobre	Novembre	Décembre	Année
Brise légère		12 7	10 7	8 8	7 3	10 4	14 3	10 8	12 6	13 4	12 4	13 7	12 1	138 9
Bonne brise		11 7	9 8	13 2	12 8	12 8	11 ..	13 6	12 2	8 6	10 6	9 4	9 6	135 3
Forte brise		4 7	4 6	5 5	6 4	5 9	3 8	6 ..	4 9	6 4	4 7	5 ..	5 5	63 4
Tempêt.	tr. fort. br.	.. 5	1 7	1 5	1 4	.. 5	.. 6	.. 4	.. 9	1 5	2 2	.. 8	1 7	13 5
	tempêtes	1 2	1 4	2 1	2 1	1 4	.. 3	.. 2	.. 3	.. 4	1 ..	.. 8	1 7	12 9
	gr. tempêtes	.. 2	.. ..	.. 1	.. ..	.. ..	.. ..	.. ..	.. 1	.. ..	.. 1	.. 3	.. 4	1 2
Total des j. de tempêt.		1 9	3 1	3 7	3 5	1 9	.. 9	.. 6	1 3	1 9	3 3	1 9	3 8	27 8

L'examen comparé de ces intensités démontre que les vents violents se répartissent fort inégalement entre chaque mois, mais si l'on opère la classification par saison, l'on arrive à des résultats fort instructifs, et plus concluants, ainsi que cela se voit dans ce tableau :

	Printemps	Été	Automne	Hiver
Brise légère	26 5	37 7	39 2	35 5
Bonne brise	38 8	37 4	28 6	31 1
Forte brise	17 8	14 7	16 1	14 8
Tempêtes	8 9	2 8	7 1	8 8

Ces renseignements ne permettent pas encore d'attribuer aux vents de chaque direction, leur valeur météorologique réelle ; il est indispensable pour cela d'opérer la distribution des intensités par chaque rumb. Le classement en est fait, pour l'année entière, dans le tableau suivant :

		N.	N.N.E.	N.E.	E.N.E.	E.	E.S.E.	S.E.	S.S.E.	S.	S.S.O.	S.O.	O.S.O.	O.	O.N.O.	N.O.	N.N.O.
Brise légère		5 ..	2 1	6 9	2 8	21 5	2 3	12 4	3 1	14 5	6 1	13 2	2 5	26 1	4 3	12 9	2 9
Bonne brise		4 1	2 2	8 1	3 8	23 ..	2 1	9 2	2 6	11 6	3 9	12 5	2 9	27 ..	4 3	12 3	3 7
Forte brise		2 2	1 7	4 7	1 5	11 ..	.. 8	2 1	.. 6	3 6	1 2	6 2	2 5	16 ..	2 3	6 ..	1 ..
TEMPÊT.	tr. fort. br.	.. 4	.. 2	1 1	.. 4	2 5	.. 1	.. ..	.. 4	.. 4	.. 2	.. 8	.. 9	4 2	.. 7	1 1	.. 1
	tempêtes	.. 7	.. 3	1 ..	.. 4	2 ..	.. ..	.. ..	.. 4	.. 5	.. 1	1 1	.. 2	3 9	.. 5	1 4	.. 4
	gr. tempêtes	.. ..	.. ..	.. ..	.. ..	.. ..	.. ..	.. ..	.. ..	.. ..	.. 1	.. 1	.. ..	.. 5	.. ..	.. 5	.. ..

Le groupement des intensités est plus facile à étudier quand on le dispose en lignes coordonnées et proportionnelles au nombre des observations. On trouvera ce groupement méthodique dans la figure 2 ci-jointe, où chaque jour d'observations est représenté par trois millimètres de longueur. La figure 7 représente à son tour la distribution moyenne des vents pendant l'année, sans tenir compte de leur intensité. Chaque jour de vent s'y trouve représenté seulement par un demi millimètre.

Il est peut-être bon d'établir la proportionnalité des intensités en ramenant la diffusion aux huit principaux vents.

L'on obtient alors les résultats suivants :

		N.	N.E.	E.	S.E.	S.	S.O.	O.	N.O.
Brise légère		7 50	9 35	24 05	15 10	19 25	17 65	29 50	16 50
Bonne brise		7 05	11 10	27 95	11 55	14 85	15 90	30 60	16 30
Forte brise		3 55	6 30	12 15	2 80	4 50	8 05	18 40	7 65
TEMPÊTES	tr. forte brise.	.. 55	1 40	2 75	.. 25	.. 70	1 35	5	1 50
	tempêtes	1 05	1 35	2 20	.. 20	.. 75	1 15	4 25	1 85
	gr. tempêtes	.. ....	.. ....	.. ....	.. ....	.. ....	.. 20	.. 50	.. 50

De ces nouveaux renseignements il résulte que les vents les plus doux, quant à l'intensité, — que les moins violents, sont ceux de la région du sud. Les vents du sud, depuis le S.O jusqu'au S.E., offrent seuls, en effet, avec ceux du nord, une prédominance de l'intensité *brise légère* sur l'intensité *bonne brise*. Ces deux intensités s'équilibrent assez exactement pour la moyenne des directions du S. O au N. O en passant par l'ouest, mais à partir du N. O jusqu'à l'E. S. E. en sautant par dessus le nord, et en passant par le N. E. puis par l'Est, les *bonnes brises* deviennent prédominantes.

Quant aux vents dits fortes-brises et tempêtes, ils viennent plus particulièrement de l'ouest ou plutôt de la région comprise entre le N. O et le S. O. Ces conclusions deviennent très facilement appréciables par l'examen de la figure 2, qui rend bien apparente toutes les modifications comparées des intensités pour chaque direction.

Si l'on divise les vents qui produisent les tempêtes, en deux classes, — en vents d'*Aval* et en vents d'*Amont*, l'on trouve que les premiers soufflent en moyenne 19 jours 6 et les seconds, seulement 9 jours 4 par année. M. Ducrot, dans le mémoire précité, assure que la moyenne des premiers est de 21 jours, et que celle des seconds est de 10 jours 4. Tous ces chiffres concordent encore assez bien entre-eux ; la différence qui existe tient sans aucun doute à ce que l'intensité des vents est plus grande sur le port que dans l'intérieur de la ville.

D'ailleurs, l'appréciation des intensités admises, comporte nécessairement des écarts assez grands, et sous ce rapport nous devons rappeler que par l'expression *brise légère*, nous entendons exprimer des vents très appréciables, et plus rapprochés des bonnes brises que des vents à peine sensibles que l'on observe bien rarement au bord de la mer.

Météores aqueux : *Pluie, neige et grêle.* — La moyenne décennale des eaux météoriques (Pluie, neige et grêle) tombées à Fécamp a été trouvée égale à 816 millimètres, mais cette moyenne pourra et devra varier dans l'avenir, car pendant la période d'observation l'on a dû noter des écarts considérables qui ne permettent pas encore d'admettre un chiffre définitif. En 1861 il est tombé au pluviomètre 670 millimètres d'eau, et l'année précédente le même instrument en avait reçu 1 mètre 163. Cela fait donc un écart de 493 millimètres. (v. fig. 5. A)

Quoi qu'il en soit, nous avons inscrit sur le onzième tableau la moyenne générale des quantités d'eaux météoriques observées dans chaque mois, et nous en avons représenté la proportion linéaire dans la fig. 5, en B ; mais il est utile d'opérer aussi la distribution moyenne de ces eaux pour chaque saison. Elle s'établit ainsi :

Printemps	176 mm
Été	194
Automne	272
Hiver	174

L'automne est donc ici la saison la plus abondante des pluies ; cela devait être. Les trois autres saisons offrent des écarts moins considérables : le printemps et l'hiver donnent sensiblement les mêmes résultats.

Cependant il n'y a encore rien d'absolu, dans ces moyennes : les exceptions peuvent se rencontrer, et elles se rencontrent souvent en effet, car si nous classons les quarante saisons pendant lesquelles nous avons fait nos observations, dans l'ordre où elles se présentent par l'abondance des eaux pluviales qu'elles ont donné, nous dresserons le tableau suivant : nous y mettons en regard de chaque intensité pluviométrique le nombre de fois que ces intensités ont été observées dans chaque saison.

Intensités pluviométriques	Printemps	Été	Automne	Hiver
1 Faible	3	3	..	4
2 Moins faible	4	1	2	3
3 Encore moins faible	3	4	..	3
4 Plus forte	..	2	8	..

Ainsi, 8 fois sur 10, c'est l'automne qui a donné le plus d'eau. L'été a pris sa place deux fois. Le printemps et l'hiver, à leur tour, ont été chacun trois fois plus humides que l'été, et cette saison s'est classée elle même trois fois parmi les plus sèches ; etc.

L'examen de ce tableau fait apercevoir quelques lacunes et des irrégularités qui démontrent encore une fois que les moyennes pluviométriques déduites de notre série d'observations ne sauraient être définitives.

Maintenant, si nous représentons par 1000 la quantité d'eau qui tombe annuellement, nous trouverons que la répartition s'établit ainsi pour chaque saison :

SAISONS	FÉCAMP	ROUEN	FRANCE OCCIDENTALE	INTÉRIEUR de L'ANGLETERRE
Printemps	216	238	183	205
Été	238	276	251	260
Automne	333	251	333	304
Hiver	213	235	234	230

Nous avons mis ici en regard la quantité comparée des eaux pluviales qui tombe dans chaque saison à Rouen, dans la France occidentale et dans l'intérieur de l'Angleterre. La figure 9 met en lumière les analogies et l'exception que l'on trouve dans ces rapports. Fécamp se trouve assujetti à la loi qui règle la distribution des pluies entre les quatre saisons en Angleterre et dans la France occidentale, et cette circonstance nous permet d'espérer que les modifications que nous pressentons dans l'établissement de nos moyennes générales, ne sauraient prendre dans l'avenir une bien grande importance.

A Rouen, le pluviomètre est situé à 50 mètres au dessus du niveau de la mer. Il reçoit en moyenne 825^{mm} 5 d'eau.

L'état du ciel est toujours en rapport plus ou moins direct avec l'abondance ou la rareté des eaux pluviales. A ce point de vue, l'étude des résultats obtenus conduit à poser pour chaque saison, les chiffres suivants :

	JOURS			Jours de Pluie de Neige ou de Grêle.
	Beaux	Nuageux	Couvert	
PRINTEMPS	18	44	30	38
ÉTÉ	18	51	23	35
AUTOMNE	17	40	34	40
HIVER	13	35	42	40

A Rouen, le nombre des jours de pluie, neige et grêle, s'élève en moyenne, selon M. Preisser, à 148 par année. A Paris le nombre des jours de pluie dépassé à lui seul 144.

Si à l'aide de toutes ces données, l'on cherche à déterminer la proportion moyenne d'eau fournie par chaque jour de pluie, l'on trouve qu'elle est égale à 5 millimètres 31 pour l'année, mais qu'elle varie dans chaque saison, et qu'elle s'y établit ainsi :

PRINTEMPS	4^{mm}54
ÉTÉ	5 54
AUTOMNE	6 73
HIVER	4 26

Toutefois ces chiffres moyens sont bien éloignés de représenter les moyennes vraies existant entre les *minima* et les *maxima* observés. Les *minima* peuvent ne pas atteindre un dixième de millimètre. Les *maxima* de toute la période d'observation pour un jour de pluie ont été notés ainsi qu'il suit, dans chaque mois :

Janvier	18m 7
Février	13 6
Mars	21 2
Avril	38 4
Mai	42 8
Juin	47 1
Juillet	33 2
Août	43 2
Septembre	55 »
Octobre	65 8
Novembre	33 6
Décembre	25 1

Maintenant, si l'on cherche à déterminer l'influence exercée par les vents sur la distribution des eaux pluviales, on trouve que les jours de pluie qui ont été notés se répartissent pour chaque rumb, ainsi que nous allons l'indiquer. Nous compléterons ces renseignements en faisant connaître aussi les quantités d'eau fournies au pluviomètre pendant la durée des pluies de chaque série.

	N.	N.N.E.	N.E.	E.N.E.	E.	E.S.E.	S.E.	S.S.E.	S.	S.S.O.	S.O.	O.S.O.	O.	O.N.O.	N.O.	N.N.O.
Jours de pluie (neige et grêle)	4 4	2 5	6 1	3 ..	15 2	.. 9	8 1	3 ..	17 8	6 7	21 ..	4 3	38 4	3 9	14 1	3 6
Eau mesurée en millimètres	33 ..	11 5	35 5	12 ..	70 9	4 9	22 ..	10 5	66 5	28 4	103 9	26 8	233 9	26 ..	96 ..	28 5

Mais ces renseignements ne suffisent pas encore pour faire connaître exactement la puissance de chaque vent comme producteur des météores aqueux. Cela ne devient possible qu'autant que les chiffres de la comparaison se rapportent à la même unité d'action ; aussi réunissons-nous, dans le tableau suivant, tous les éléments propres à éclairer la question, mais nous répartissons les vents observés entre les huit principaux rumbs afin de rendre les conséquences plus faciles à saisir. (voy. fig. 4)

	N.	N.E.	E.	S.E.	S.	S.O.	O.	N.O.
Jours de vent	19 7	29 5	69 1	29 9	40 1	44 3	88 3	44 3
Jours de pluie	7 45	8 83	17 15	10 05	22 63	26 50	42 50	17 85
Proportion des jours de pluie pour 1000 jours de vent	378	300	249	336	565	598	481	403
Eau tombée au Pluviomètre	mm 53 ..	mm 47 3	mm 79 4	mm 39 6	mm 85 9	mm 136 5	mm 260 3	mm 123 3
Eau tombée en moyenne par jour de pluie	7 114	5 345	4 630	2 945	3 894	5 150	6 124	6 908
Eau tombée par 1000 jours de vent	mèt. 2 690	mèt. 1 604	mèt 1 115	mèt. 0 990	mèt. 2 142	mèt. 3 081	mèt 2 948	mèt. 2 783

Ainsi, de ces divers renseignements il résulte qu'à égalité de durée, ce sont les vents d'est qui donnent le moins de jours de pluie et ceux du sud-ouest qui en fournissent le plus. La marche du phénomène se présente ici avec une netteté remarquable. (voy. fig. 6, A, A. et B, B.)

L'influence aquifère va sans cesse en augmentant pour chaque vent, en partant de l'est pour arriver au sud-ouest, en passant par le nord et par l'ouest, puis elle diminue très brusquement depuis le sud jusqu'à l'est.

Ce n'est pas tout : à côté de cette série de jours pluvieux, il s'en trouve une seconde qui ne marche pas paralèllement avec elle, et dont il est important aussi de tenir un très grand compte, car le phénomène qu'elle dévoile ne se montre pas avec moins de netteté que le précédent. (v. fig. 6, C. C.) En effet, dans la seconde partie du tableau, l'on voit que la moyenne d'eau fournie par chaque jour de pluie va sans cesse en augmentant depuis le sud-est jusqu'au nord, en passant par le sud et l'ouest pour décroître en faisant retour au sud-est, de telle sorte que l'on doit admettre que si, à proportion égale, ce sont les vents du S. O. qui donnent le plus grand nombre de jours de pluie, en revanche ces jours de pluie n'occupent que le milieu de la série par leur puissance agissante : ce sont les pluies du nord qui, à durée égale, donnent le plus d'eau, et celles du sud-est qui en donnent le moins.

Cette puissance *pluviogénique* des vents du nord prend surtout son maximum d'intensité quand ils succèdent à ceux qui viennent de l'ouest ; elle est due bien certainement à l'abaissement de température qu'ils font subir aux différentes couches de l'atmosphère sur lesquelles ils agissent en diminuant leur capacité de saturation par les vapeurs aqueuses, et en déterminant subitement la condensation, puis la précipitation de l'excédant de ces vapeurs ramenées alors à un état d'aggrégation, à une densité plus considérable.

Il ne faut pas oublier que ces résultats généraux sont calculés pour l'année entière, et que si l'on voulait en faire l'application à des problêmes spéciaux à l'une ou à l'autre des quatre saisons, il serait nécessaire en outre de tenir compte des modifications subies pendant la durée de cellesci par l'intensité pluvieuse moyenne de chaque jour agissant sur le pluviomètre.

Ces conséquences générales de l'action exercée par les vents sur la production des météores aqueux, ne doivent pas encore non plus être considérées comme absolument définitives, car bien des causes peuvent leur faire subir de légères modifications. C'est ainsi que les *maxima* observés pour une averse, ou pour un jour de pluie, déjà si variables dans chaque mois, ainsi que nous l'avons vu, ne le sont pas moins quand on les examine dans leurs rapports avec les courants atmosphériques sous l'influence desquels ils se produisent. Voici ceux qu'en dix ans nous avons notés pour chaque rumb :

N.	N.N.E.	N.E	E.N.E	E.	E.S.E.	S.E.	S.S.E	S.	S.S.O.	S.O.	O.S.O.	O.	O.N.O.	N.O.	N.N.O.
mm 43 2	mm 23 9	mm 21 3	mm 14 ..	mm 63 8	mm 21 4	mm 11 9	mm 5 2	mm 24 9	mm 23 8	mm 47 8	mm 17 7	mm 55 ..	mm 17 2	mm 47 1	mm 65 8

On le voit, l'intensité des pluies prises dans leurs *maxima* ne suit pas une marche régulière, et sous l'influence du vent d'est classé en première ligne pour la rareté de ses jours mouillés, et en troisième pour la valeur pluviométrique de chacun de ces jours, l'on a observé un *maximum* bien supérieur à celui présenté par le vent du nord, supérieur aussi à celui présenté par le vent d'ouest, et à peine dépassé par celui qui a été observé dans les pluies du N. N. O. Ce *maximum*, coté à 63^{mm} 8, a été observé le 11 août 1860 ; il a reçu sur le livre d'observations une annotation que nous croyons devoir reproduire ici. La voici :

« A une heure de l'après-midi, les eaux pluviales font » irruption en ville par le vallon du Val-aux-Clercs et la rue » du Havre ; au passage de la rue du Bail, elles s'élevaient » jusque sur les trottoirs ; elles ont coulé ainsi en torrent » rapide jusqu'à plus de cinq heures du soir, et sans le dé» gagement qu'elles trouvaient par la rue de l'Inondation, » la ville aurait été dévastée comme elle le fut le 2 septem» bre 1842, comme elle le fut en 1824 le jour du passage de » de la Duchesse de Berry. Ces trois époques 1824, 1842, » 1860, semblent annoncer un retour périodique parfaite» ment régulier des inondations ? elles se sont renouvelées » chaque fois à 18 années d'intervalle ! ...... »

Le *maximum* en question fut une exception remarquable à la loi qui régit la distribution des pluies venant de l'est, car, en dehors de ce cas particulier, les *maxima*, observés sous l'influence de ce vent, dans le courant des dix années d'expérimentation, n'ont dépassé 16 millimètres que quatre fois sur 152 observations, et ces *maxima*, exceptionnels eux mêmes, ont atteint en nombres ronds les chiffres de 23, 25, 26 et 35 millimètres.

Neige.— Elle est rarement abondante, et le nombre moyen des jours qui en produisent s'élève à peine à 7. 4. Ce sont surtout les vents d'est et du nord qui l'amènent, car sur 100 jours de neige, chaque rumb en occasionne les nombrcs suivants.

N.	N.E.	E.	S.E.	S.	S.O.	O.	N.O.
14.2	16.4	35.1	6.7	11.2	10.4	1.5	4.5

La représentation graphique de cette distribution peut être suivie sur la fig. 6. N.

Electricité atmosphérique.— *Grêle, Orages.*— Le nombre des jours de grêle s'élève en moyenne à 9. 6 par année. Ils se distribuent ainsi dans chaque saison :

Printemps	3 »
Été	» 8
Automne	2 9
Hiver	2 9

La grêle est très rarement assez volumineuse pour occasionner des dégats sérieux. Il n'en est pas de même sur les plateaux élevés du pays de Caux, où, de temps en temps, elle fait éprouver au cultivateur, des pertes considérables. Elle est amenée plus particulièrement par les vents d'ouest, de nord-ouest et de sud-ouest, car si l'on compte 100 des jours qui en produisent, l'on trouve qu'ils se répartissent ainsi :

N.	N.E.	E.	S.E.	S.	S.O.	O.	N.O.
2.2	3 »	10.4	3 »	8.2	22.4	33 6	17.2

Quoique la production de la grêle soit due à l'accomplissement d'un phénomène électrique, sa manifestation ne suit pas tout à fait la même marche que celle des orages, ainsi que nous allons l'établir. (v. fig. 6 G.)

Orages.— Leur nombre est variable d'année en année, car le registre des observations n'en mentionne que 7 en 1855 tandis qu'il en compte 22 en 1859 et autant en 1861. La moyenne annuelle est égale aujourd'hui, à 14. 3.

La distribution de ces météores s'opère très inégalement entre chaque saison. Voici les moyennes que nous devons admettre :

Printemps	3 1
Été	7 4
Automne	3 4
Hiver	» 4

Ainsi, la moitié des orages éclate pendant l'été ; ce résultat était prévu. L'hiver ne produit guères que quatre de ces météores en dix ans.

Si l'on recherche, comme nous l'avons fait pour la pluie, la neige et la grêle, quel est leur mode de distribution sous l'influence des courants atmosphériques, l'on arrive à cette conclusion que sur 100 jours d'orage, chaque vent en occasionne les quantités suivantes :

N.	N.E.	E.	S.E.	S.	S.O.	O.	N.O.
1.8	3.6	12 »	8.4	22.3	14.6	21.2	16.1

Ce sont donc les vents du sud et de l'ouest et leurs dérivés qui exercent la plus grande influence sur la production ou l'apparition des orages. (voy. fig. 6, DD) Leur action est à peu près égale en cette circonstance. Néanmoins, ces connaissances sont bien loin d'être suffisantes pour nous mettre à même d'élucider complétement la question que nous venons de poser, parce que les orages sont toujours précédés et accompagnés de courants atmosphériques intenses qui charrient les nuages chargés d'électricité, dans les directions les plus opposées ; et tant que la direction de ces courants multiples ne pourra pas être déterminée simultanément, les renseignements obtenus sur la direction de l'un d'eux seulement, resteront sans utilité immédiate. Cependant le mode de distribution que nous venons d'exposer peut offrir encore de l'intérêt, puisqu'il sert à nous démontrer que les orages se produisent surtout quand l'un des courants atmosphériques, qui met les affinités électriques en jeu, réunit cette double condition d'être chargé de calorique et de vapeur d'eau. Dans nos climats, ce sont toujours les vents du sud et de l'ouest qui possèdent la température la plus élevée, comme ils sont aussi ceux qui produisent le plus d'eau ou au moins le plus grand nombre de jours de pluie. La fig. 6. met en évidence une anomalie qui existe sous ce rapport dans l'action des vents du S. O. Cette anomalie disparaîtra peut-être lorsque les observations seront plus nombreuses.

CONCLUSIONS GÉNÉRALES.

En attendant d'une nouvelle période d'observations actuellement commencée, les résultats qui permettront de préciser, avec plus d'exactitude encore, la marche des différents phénomènes météorologiques, nous sommes autorisé dès aujourd'hui à poser en principe que dans la ville de Fécamp :

1° La température moyenne de l'année est égale à 9°85 ;

2° La température des derniers mois de l'automne et celle de l'hiver est toujours plus élevée qu'elle ne l'est à Rouen et à Paris, tandis que le contraire arrive inévitablement pour les deux derniers mois du printemps et pour l'été.

3° La température de l'atmosphère semble toujours aux hommes qui la subissent, plus abaissée que celle qui se fait sentir dans les villes éloignées du littoral. Cet effet est dû à ce qu'à Fécamp, les vents déplacent dans un temps donné une masse d'air plus considérable, et qu'ils occasionnent par cela même une soustraction plus énergique du calorique propre aux êtres animés soumis à leur action.

4° La pression moyenne de l'atmosphère est équilibrée par une colonne de mercure de 761 à 762 millimètres de hauteur.

5° Les vents dominants sont ceux de la région de l'ouest. Cependant ceux de l'est ont prédominé en 1855 et en 1858.

6° L'action des vents se fait inégalement sentir sur le port et dans l'intérieur de la ville : les courants provenant de l'ouest et du sud se manifestent, très sensiblement, le même nombre de fois dans la vallée et à son embouchure, mais ceux qui proviennent des deux régions principales nord et est ou de leurs dérivés, subissent des modifications considérables dans leur direction et leur intensité, en raison de l'influence exercée par les falaises du cap Fagnet qui protègent la ville contre l'action des vents du pôle boréal, et qui mettent le port à l'abri des vents du nord-est et de l'est-nord-est.

7° L'action des vents, considérée sous le rapport de son intensité est la plus énergique quand ils soufflent de l'est et l'ouest. Les vents du sud sont toujours les plus affaiblis, et ceux du nord adoucis par l'action préservatrice des falaises sont toujours moins vifs, au milieu de l'agglomération des habitations, qu'ils ne le sont sur le port ou sur les plateaux élevés qui constituent les plaines du pays de Caux.

Les deux tiers des tempêtes viennent de la région de l'ouest ; l'autre tiers est occasionné par les vents de l'est et de nord-est.

8° Il tombe en moyenne 816 millimètres d'eau. Cependant ce chiffre n'a rien d'absolu, et les extrêmes observés en dix ans dans la moyenne annuelle ont été de 670 et de 1163 millimètres.

La proportion d'eau obtenue au pluviomètre est donc à peu près égale à celle qui s'observe à Rouen, mais la distribution des pluies s'opère inégalement pendant les quatre saisons dans chacune de ces deux villes. A Rouen c'est l'été qui donne la plus grande proportion d'eau, sans toutefois que l'excédant, observé alors, soit bien digne d'être noté. A

Fécamp, au contraire, l'automne acquiert une prépondérance incontestable. L'on peut admettre que dans cette dernière localité l'hiver et le printemps donnent chacun un cinquième, — l'été, un quart, — et l'automne, un tiers de la quantité totale de l'eau recueillie.

9° Le pluviomètre se remplit dans des conditions inégales sous l'action des différents vents pris en bloc, secs et humides, et ramenés dans tous les cas au même temps où à la même unité d'action. Ces vents donnent lieu à un nombre de jours de pluie d'autant plus considérable qu'ils s'éloignent de l'est pour arriver par le nord et l'ouest au sud-ouest. — Le volume des eaux produites s'accroît en suivant aussi cette direction jusqu'au même rumb, mais en partant du sud-est.

Maintenant, chaque jour de pluie envisagé à son tour dans son intensité, prend de la valeur depuis le sud-est jusqu'au nord, en passant par l'est, puis il perd cette valeur au fur et à mesure que le courant qui l'occasionne se rapproche du sud-est en passant par l'ouest et le sud.

Il semble résulter de cette dernière circonstance que le vent du nord doit être le plus énergique producteur des eaux pluviales. Il l'est bien certainement, si l'on ne considère entre eux que les jours de pluie occasionnés par les courants venus des différents points de l'horizon, mais, lorsque l'on établit la proportion, ainsi que nous l'avons fait, sur un nombre constant de jours de vent sec et humide pris en masse, il se trouve classé, sous ce rapport, seulement en cinquième ligne. Quoiqu'il en soit, il reste bien établi par l'inspection des figures 4 et 6, et des chiffres qui ont servi à tracer leurs courbes, que les vents du sud-ouest, de l'ouest et du nord-ouest, sont en général, plus que celui du nord, saturés de vapeur d'eau, et qu'ils restent dans l'ordre où nous les citons, les générateurs les plus actifs des météores aqueux, tandis que les vents du sud-est et de l'est se présentent toujours comme les plus secs.

10° L'apparition de la neige se manifeste rarement. Elle est apportée plus spécialement par les vents de l'est, du nord-est et du nord. Les jours qui en ont produit s'élèvent à 74 pour toute la durée de la période d'observation, ou à 7,4 en moyenne par année.

11° La grêle s'observe dix fois environ par année ; elle est très rare en été, mais elle se répartit en un nombre de jours à peu près égal pendant les trois autres saisons. Ce sont les vents de la région de l'ouest qui l'amènent en plus grande quantité.

12° Enfin le nombre des orages est très variable : il s'élève à 14.3 en moyenne. L'été en voit éclater la moitié. On les observe plus particulièrement quand les vents soufflent du sud et de l'ouest.

Au triple point de vue de l'hygiène ou de la santé publique, de l'agriculture et de la navigation, les conséquences générales qui se déduisent des observations consignées dans ce mémoire peuvent offrir, et elles offrent, nous l'espérons, un intérêt précieux, mais nous devons, quant à présent, laisser aux médecins, aux agriculteurs et aux marins, le soin d'en tirer des déductions utiles ; il nous suffit aujourd'hui d'avoir pu les mettre à même de suivre pas à pas la marche ordinaire de tous les phénomènes qui les préoccupent, — ou pour mieux rendre notre pensée, il nous suffit d'avoir pu mettre à leur disposition les chiffres, les documents qui résument les probabilités générales de la manifestation de ces phénomènes, et nous nous estimerons heureux si nous avons pu, en cette circonstance, leur être de quelque utilité.

Maintenant pour les personnes qui espéreraient trouver ici les moyens de prédire d'une manière certaine la pluie et le beau temps, nous devons rappeler que si la marche des phénomènes météorologiques, reste toujours à peu près constante dans ses résultats généraux pour de longues périodes, elle présente à chaque instant des anomalies, des exceptions imprévues qui ont leur cause d'existence dans des contrées souvent fort éloignées, et qui échappent, par cela même, à toute appréciation !.....

Aussi le savant, que l'expérience guide, se garde-t-il bien de vouloir pressentir plusieurs jours, plusieurs semaines, et à plus forte raison plusieurs mois ou plusieurs années à l'avance, ce que sera l'état du ciel ou de l'atmosphère, à un instant donné, sur un point quelconque du globe, où même dans un pays déterminé. L'on peut sans doute indiquer, avec une très grande probabilité d'exactitude, et sur un parcours souvent fort étendu, quelle sera la marche d'un ensemble de phénomènes bien caractérisés, *que l'on voit apparaître et se propager de proche en proche, dans une direction définie*, mais la liaison, par le télégraphe électrique, de tous les observatoires météorologiques peut seule permettre d'arriver à cet heureux résultat ; et pour nous, hormis cette circonstance exceptionnelle, il ne nous paraît pas possible, dans l'état actuel des connaissances acquises, de faire plus que de déterminer la loi des probabilités en vertu de laquelle chaque série des phénomènes dont l'atmosphère peut être le théâtre, devient appréciable dans chaque lieu, dans chaque contrée. C'est vers ce but seulement, en ce qui concerne la ville de Fécamp et le *Pays de Caux*, que nous continuerons à diriger nos études dans la nouvelle période d'observations que nous avons recommencée.

Fécamp, 7 Avril 1863.

Havre — Imp. Lepelletier pl. Louis-Philippe, 12.

CLIMATOLOGIE DE LA VILLE DE FÉCAMP.

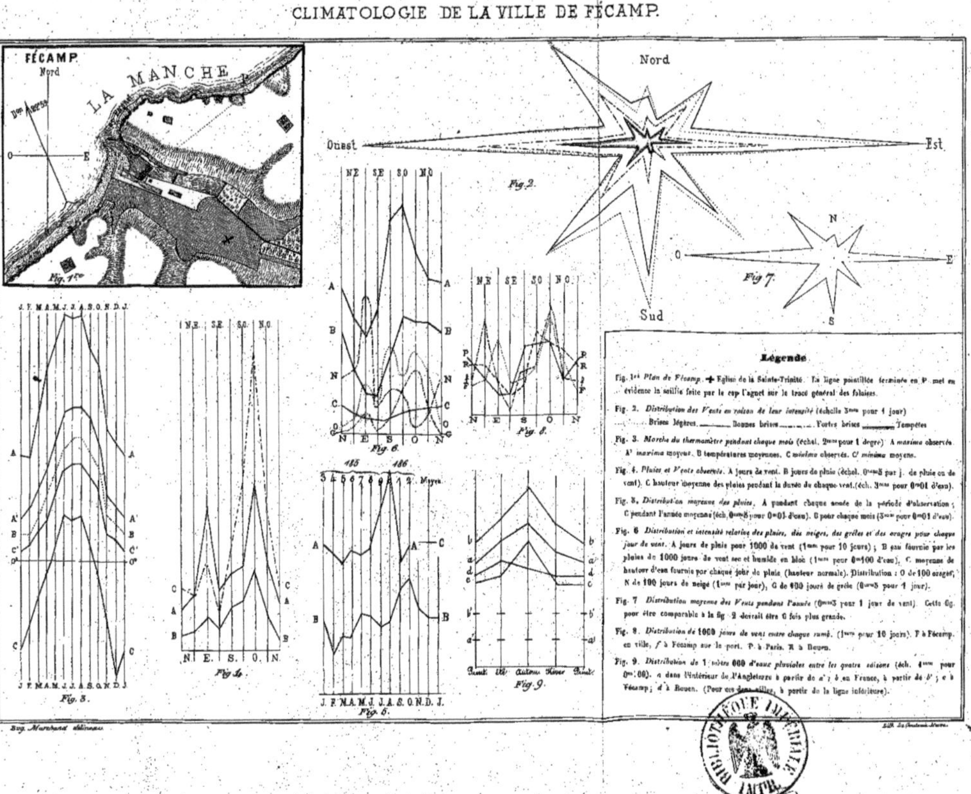

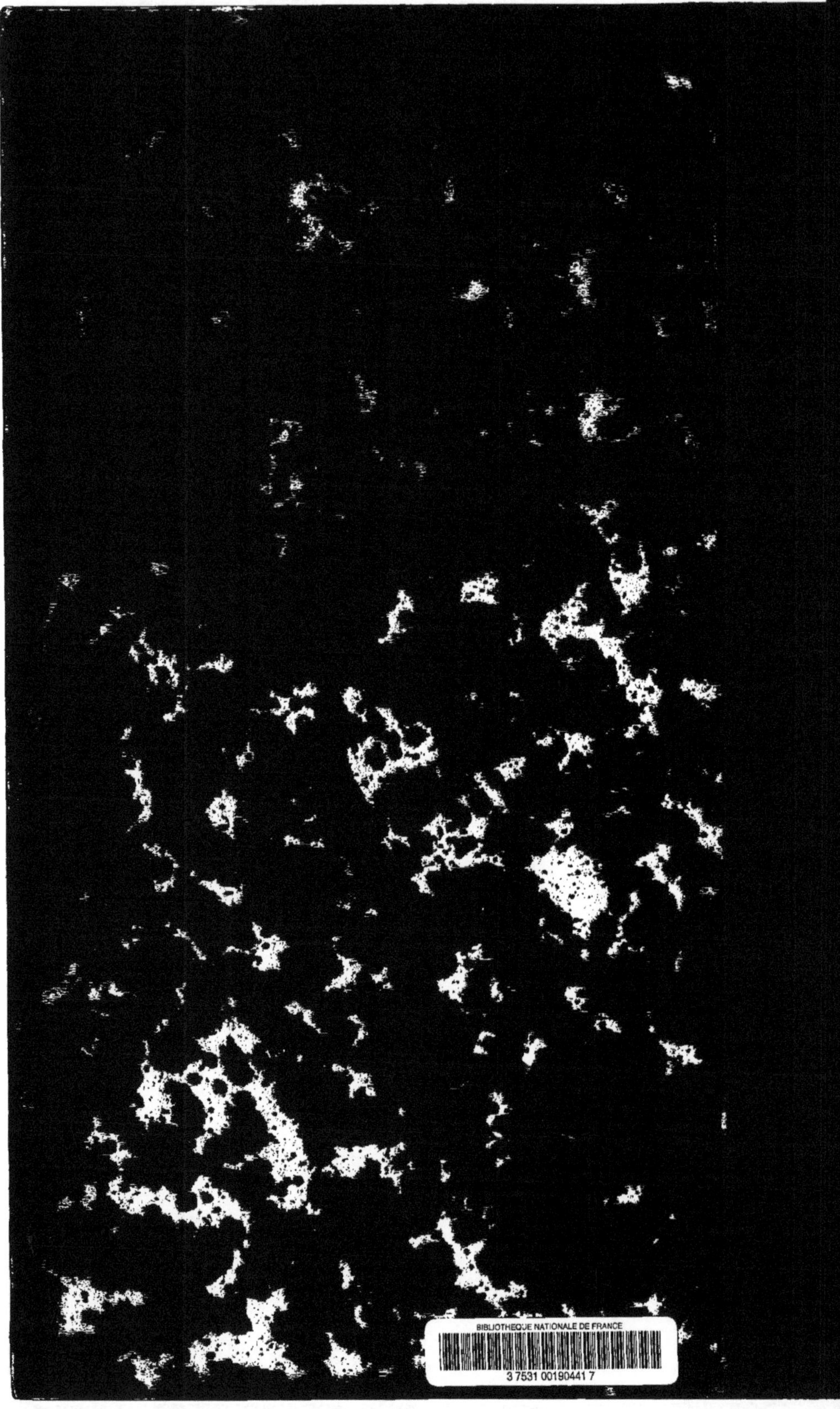

www.ingramcontent.com/pod-product-compliance
Ingram Content Group UK Ltd.
Pitfield, Milton Keynes, MK11 3LW, UK
UKHW021016200726
13857UKWH00004B/1470